Benjamin Melzer

Das Muskelaufbau Buch

Alles, was du wissen musst, um effektiv Muskeln aufzubauen

Inhaltsverzeichnis

Einleitende Worte

„Du musst nicht großartig sein, um zu starten. Aber Du musst starten, um großartig zu sein!"

– Les Brown

Hast Du es satt, Dich beim Training auszupowern, aber keine Ergebnisse zu erzielen? Siehst Du manchmal andere Trainierende und denkst: „Was würde ich nur dafür geben, so einen Körper zu haben"? Möchtest Du einen Körper wie die ganzen Stars, bei denen die Frauen schwach werden?

Hast Du vielleicht schon mehrere Ratgeber zum Thema Muskelaufbau gelesen, aber entweder haben sie Dir Tipps gegeben, die viel zu aufwendig waren oder Du hattest das Gefühl, dass sie irgendwie nicht zu Dir passen?

Genau so erging es meinem besten Freund Christian damals. Er war recht schmächtig, obwohl er schon seit drei Jahren im Fitnessstudio angemeldet war.

Wir hatten uns beim Ju-Jutsu-Training, einer Kampfsportart, kennengelernt und eines Tages fragte er mich, ob ich nicht auch einmal mit ihm zum Fitnesstraining gehen wollte. Denn damals sah ich auch schon recht durchtrainiert aus, weshalb er wohl dachte, dass ich ihm helfen könnte.

Nach ein paar Einheiten erkannte ich, dass er keine Ahnung hatte, was er da eigentlich macht.

Ich hingegen beschäftigte mich schon seit zehn Jahren mit Muskelaufbau, der passenden Ernährung und dem Mindset dahinter.

Außerdem mache ich generell seit 20 Jahren Sport von Fußball über Tischtennis, mehreren Kampfsportarten wie Karate, Capoeira, Ju-Jutsu, Muay Thai Kickboxen, Aikido und weiteren bis hin zum Kraftsport.

Alle Sportarten hier aufzulisten, würde ein paar Zeilen in Anspruch nehmen. Genauso wichtig wie die unzähligen Erfahrungen, die ich dadurch sammeln konnte, ist die Erfahrung, die Ärzte, Wettkampfbodybuilder, andere Kampfsportler, Physiotherapeuten und Profis in unzähligen Seminaren, Kursen und Zeitschriften an mich weitergegeben haben.

Ich nahm Christian daraufhin also unter meine Fittiche. Ich erstellte ihm Trainings- und Ernährungspläne. Klärte ihn auf, wie wichtig die innere Einstellung für Erfolg im Muskelaufbau ist.

Zudem zeigte ich ihm, worauf es beim Training wirklich ankommt und warum man dann statt sechs Tagen die Woche nur drei Mal ins Studio gehen muss, um Erfolg zu haben.

Ich informierte ihn über Nahrungsergänzungsmittel, die sogenannten „Supplements“ und auch darüber, was er essen sollte, um maximalen Erfolg zu haben.

Nach einem Jahr Training zusammen sowie wertvollen Ratschlägen sollten wir gemeinsam das Unglaubliche vollbracht haben.

Er hatte tatsächlich sechs Kilo Muskelmasse aufgebaut und gleichzeitig enorm viel Fett verloren. Doch was ist das Unglaubliche daran?

Dass er in seiner Situation im Jahr nur maximal noch etwa fünf Kilo Muskelmasse aufbauen konnte. Wir haben es also geschafft, nicht nur das Maximale aus ihm rauszuholen, sondern sogar mehr!

Doch nicht nur das. Fünf Kilo Muskelmasse im Jahr aufzubauen, wenn man mehr isst, als man verbrennt, ist ja im Prinzip nicht so schwer. Du kennst das sicherlich unter dem Begriff der „Massephase“.

Gleichzeitig jedoch Fett zu verlieren, finde ich unglaublich.

Ich möchte Dir hier keine leeren Versprechungen machen, wie sie in nahezu jedem Ratgeber zu finden sind. Aber ich habe das Wissen und die Erfahrung aus 20 Jahren im Sportbereich nicht nur an ihn weitergegeben.

Mittlerweile habe ich einer Anzahl an Trainierenden im hohen zweistelligen Bereich wertvolle Ratschläge für ihr Training geben können, die sie sonst nur für viel Geld bekommen hätten.

Und diese Erfahrungen und das Wissen möchte ich in diesem Buch an Dich weitergeben.

Dieses Buch richtet sich in erster Linie an Männer, die in einem Fitnessstudio trainieren. Deshalb wundere Dich bitte nicht an der einen oder anderen Stelle über die Wortwahl.

Jedoch kann jeder, der zu Hause trainiert, dieses Wissen anwenden und erfolgreich seinen Traumkörper modellieren.

Denn in diesem Buch habe ich bewusst darauf verzichtet, abgedroschene Trainingstipps zu geben, die nur für bestimmte Leute gelten. Stattdessen habe ich mich dazu entschlossen, die Erfahrungen und das Wissen, welche hinter dem eigentlichen Training stehen weiterzugeben.

Denn manchmal sollte man lieber zusehen, dass ein Baum starke und weitreichende Wurzeln hat, ehe er in die Höhe wächst.

Es ist also unerheblich, wer das hier liest. Jeder kann etwas hieraus für sein Training gewinnen!

Ich habe mir echt viel Mühe gegeben, alles verständlich zu erklären. Außerdem erhältst Du hier kein 08/15 Wissen wie bei anderen Ratgebern.

Stelle Dir vor, Du wolltest einen Fisch zum Essen. Ich könnte ihn Dir geben. Oder ich zeige Dir, wie man ein Netz knüpft, sodass Du so viele Fische selber fangen kannst, wie Du essen möchtest.

Was möchtest Du? Das Zweite? Das wirst Du mit diesem Buch bekommen.

Ich setze Dir keinen Hammerplan vor und gebe Dir nicht einfach Wissen. Außerdem kann ich Dir keine Muskeln anmeißeln.

Stattdessen lasse ich Dich VERSTEHEN, wie du selbst Deinen Traumkörper erschaffen kannst!

Zusammengefasst erwartet Dich hier:

- Das Wissen und die Erfahrung aus etlichen Sportarten aus mittlerweile etwas über 20 Jahren. Und speziell im Fitnessbereich seit über zehn Jahren.
- Weiter die Erfahrung etlicher Trainer, Wettkampfbodybuilder, Yogatrainer, Kampfsportler, Profitrainer, Wissenschaftler, Ärzte und Physiotherapeuten, die ihr Wissen und ihre Erfahrung glücklicherweise an mich weitergegeben haben.
- Ausschließlich Tipps und Tricks, die für Dich funktionieren!
- Endlich verstehen zu können, was funktioniert und warum, statt blind jedem Tipp zu folgen und zu erkennen, dass man in eine Sackgasse läuft. Daraufhin geben nämlich die meisten auf, bis sie „irgendwann auch mal wieder mit Sport anfangen müssen".

Und das alles erwartet Dich, damit Du Deinen Traumkörper schnellstmöglich und so einfach wie möglich erschaffen kannst.

Denn Muskelaufbau macht nicht nur sexy, sondern unterstützt die Gesundheit und vereinfacht den Alltag.

Einige Vorteile von Muskelaufbau als Lifestyle auf einen Blick:

- Schützt die Gelenke, Bänder und Sehnen, indem die Muskeln sie entlasten.
- Hilft auch mental an seine Grenzen zu gehen.

- Hilft Schmerzen oder schwere Zeiten durchzustehen, weil man es dabei gelernt hat.
- Verbessert das allgemeine Wohlbefinden.
- Macht unter Umständen unwiderstehlich und bringt dadurch psychologisch betrachtet auch mehr Erfolg im Berufsleben. Weil gutes Aussehen und „Körperpflege" mit Erfolg gleichgesetzt werden.
- Dient als Ausgleich zum Alltag.
- Beugt etlichen (wenn nicht sogar nahezu allen) Krankheiten vor.
- Schenkt Selbstbewusstsein sowie
- viele weitere Vorteile ...

All das und vieles mehr kann Dir Muskelaufbau geben. Doch eine Warnung noch, ehe ich Dich ebenfalls in mein Wissen und meine Erfahrungen einweihe.

Du solltest körperlich belastbar sein. Falls Du das nicht bist oder Dir unsicher bist, kannst Du gerne alles lesen, aber ich übernehme keine Verantwortung für Deinen Körper und Deine Gesundheit. Gehe dann bitte zum Arzt und lass abklären, inwieweit Du Sport treiben darfst.

Des Weiteren solltest Du, um langfristig erfolgreich zu sein, es nicht ins Extreme treiben.

Trainiere sicher, trainiere regelmäßig und ausgewogen. Iss ebenfalls ausgewogen und regelmäßig.

Extreme sind immer schlecht. Gehe den Weg der goldenen Mitte und er wird Dich bis zum Ziel und weit darüber hinaus führen.

Mit diesen Worten leite ich nun das erste Kapitel ein. Viel Spaß beim Lesen! Und noch mehr Spaß beim Zusehen, wie Deine Muskeln wachsen.

Dein Ben

Kapitel 1: Die Fitnessindustrie – mehr Schein als Sein?

„Nicht das, was Du nicht weißt, bringt Dich in Schwierigkeiten, sondern das, was Du sicher zu wissen glaubst, obwohl es gar nicht wahr ist."

– Mark Twain (Schriftsteller, 1835-1910)

Kommen wir in Kapitel 1 erst einmal dazu, grundlegend die undurchsichtige Fitnessindustrie zu durchleuchten.

Denn es ist bekanntlich nicht alles Gold, was glänzt. Und so verhält es sich eben auch in der Fitnessindustrie.

Es gibt viel zu viele Gurus von klein und schmächtig über extrem massig und fett, bis hin zu extrem muskelbepackt mit sehr geringem Körperfettanteil.

Personal Trainer sehen meist gar nicht danach aus, äußerst gute Ratschläge geben zu können, wenn man sich muskelbepackte breite Typen oder Frauen vorstellt.

Der ein oder andere selbst ernannte Guru hilft Dir hingegen angeblich in nahezu jeder Zeitschrift innerhalb von zwei Tagen zehn Kilo Fett abzunehmen und fünf Kilo Muskelmasse drauf zu packen.

Das ist natürlich übertrieben, aber genauso wenig erfolgversprechend sind die meisten Versprechen in diesen Zeitschriften.

Doch warum gibt es dann diese Versprechen und diese ganzen verwirrenden Aussagen?

Wenn der Schein trügt ...

Diese ganzen verwirrenden Aussagen und Versprechen gibt es, um einen gewissen Schein zu erzeugen.

Der Schein davon, dass man erstens so aussehen müsste wie die Fitnessmodels und zweitens, dass man so aussehen kann, wenn man ein paar Tipps befolgt.

Doch was ist, wenn ich Dir jetzt offenbare, dass laut Schätzungen des Zolls sowie einiger renommierter Sportwissenschaftler jeder fünfte im Fitnessstudio leistungssteigernde Substanzen zu sich nimmt?

Jetzt wirst Du womöglich hellhörig. Da hattest Du also doch recht mit der Annahme, dass der breite Typ bei Dir aus dem Fitnessstudio „stofft", oder nicht?

Nein. So einfach ist das leider nicht. Lass mich Dir am besten erst einmal schnell erklären, was mit leistungssteigernden Substanzen gemeint ist. Denn da gibt es meistens einige Illusionen und viel Halbwissen.

Des Weiteren hat auch die Einnahme von „Anabolika" mit dem Schein der Fitnessindustrie zu tun. Doch dazu ebenfalls gleich mehr.

Natural vs. „Anabolika"

Vielleicht hast Du die beiden Begriffe „Natural(-Bodybuilder)" und „Anabolika" oder „anabole Steroide" schon einmal gehört. Aber was bedeuten diese Begriffe? Was ist ein „Natural (-Bodybuilder)" und was sind „Anabolika"? Und was hat das mit der Fitnessindustrie zu tun?

Der Begriff „Anabolika" stammt aus dem griechischen und ist im Prinzip ein Sammelbegriff für aufbauende Substanzen.

Mit aufbauenden Substanzen kann viel gemeint sein. Deswegen schauen die Leute mich auch manchmal komisch an, wenn ich ihnen sage, dass sie sich anabol ernähren sollten.

Wenn ich dann noch erwähne, dass sie ansonsten in einen katabolen Zustand kommen, sehe ich nur noch Fragezeichen in ihren Augen.

Aufbauende Substanzen können nämlich sowohl Proteine als auch verbotene hormonelle Substanzen wie anabole Steroide sein.

Bei Letzteren handelt es sich um künstliche Substanzen, die dem männlichen Testosteron ähneln.

Jedoch möchte ich das Thema in diese wissenschaftliche Richtung gar nicht weiter vertiefen. Alles, was Du dazu wissen musst, ist, dass es künstliche Substanzen gibt, die beim Aufbau helfen. Aber gleichzeitig haben diese Wundermittel natürlich ihren Preis.

Zum einen helfen diese Substanzen, dass man schneller regeneriert und somit schneller Muskeln aufbauen kann, zum anderen kann man damit auch Muskeln über das genetische Limit hinaus aufbauen. Was für ein genetisches Limit wirst Du Dich vermutlich fragen.

Jeder Mensch hat ein genetisches Limit, was den Muskelaufbau anbelangt. Doch dazu später mehr.

Der Preis, den man aber unter Umständen dafür zahlen muss, kann sehr hoch sein. Die Nebenwirkungen der Einnahme von Anabolika reichen von Herz-Kreislauf-Problemen über Leberschäden bis zu Organversagen und somit bis zum Tod.

Es muss nicht eintreten, aber die Risiken sind nun einmal sehr hoch. Deshalb warne ich Dich eindringlich davor, Anabolika zu konsumieren. Die Gefahr ist nämlich sehr hoch, dass Du die „Nebenwirkungen" erst zu spüren bekommst, wenn es bereits zu spät ist. Viele Nebenwirkungen kündigen sich nämlich nicht vorher an, sondern treten dann einfach plötzlich ein.

Wie bei Flex Wheeler im Jahre 1997, als die Ärzte ihn warnten, er würde sein Leben aufs Spiel setzen. Doch das ist nur eine Geschichte von vielen. Falls sie Dich interessiert, wirst Du sicherlich im Internet fündig.

Zusammengefasst kann man sagen, dass Anabolika helfen, Muskeln aufzubauen. Aber es ist eben ein Pakt mit dem Teufel. Deshalb sollte man lieber die Finger davon lassen und „Natural" bleiben.

Natural meint, dass man ohne solche Substanzen trainiert und lebt. Nahrungsergänzungsmittel sind zwar auch oft in der Diskussion, weil keiner genau weiß, was dort untergemischt werden könnte. Jedoch kannst Du diese bedenkenloser konsumieren als anabole Steroide.

Doch zu Nahrungsergänzungsmitteln erfährst Du später auch noch mehr.

Was Anabolika mit der Fitnessindustrie zu tun hat

Doch warum habe ich diese Unterscheidung in diesem Kapitel angesprochen?

Stelle Dir zur Beantwortung dieser Frage einfach Folgendes vor. Du gehst auf YouTube und möchtest wissen, wie man Muskeln aufbaut. Du gibst einen Suchbegriff dazu im Suchfenster ein und schon erscheinen die ersten Videos. Super definierte oder/und muskelbepackte Menschen erzählen Dir, wie Du ganz einfach Muskeln aufbauen kannst. Innerhalb von drei Tagen und ohne auf irgendetwas verzichten zu müssen.

Ach, und natürlich, dass das bei ihnen auch so funktioniert hat. Das erfährst Du natürlich auch!

Was Du nicht erfährst, ist, dass diese Leute womöglich seit zehn oder 20 Jahren trainieren, sich sauber ernähren und womöglich Anabolika nehmen, wenn sie megamuskulös und gleichzeitig ohne ein Gramm Fett am Körper sind.

Ich will ehrlich zu Dir sein. Man kann viel erreichen, wenn man sich „richtig" ernährt und weiß, wie man trainieren sollte. Aber mit 20 einen Körper wie ein Bodybuilder zu haben, obwohl man erst mit 16 angefangen hat, ist einfach ohne Anabolika nicht machbar!

Genauso wenig wie das ganze Jahr mit einem Sixpack und dicken Muskeln herumzulaufen und zu behaupten, man wäre „natural".

Lass Dir nichts vormachen. Nicht alles ist Gold, was glänzt. Das heißt aber nicht, dass Du Dir keine Tipps holen solltest. Diese Menschen trainieren genauso hart oder härter als alle anderen. Aber haben eben einen kleinen „Booster" genommen.

Du sollst lediglich keinen Illusionen nachjagen.

Warum (Dir) vieles nicht hilft

Und somit kommen wir zum letzten Abschnitt dieses ersten Kapitels.

Wie viele Bücher, Zeitschriften oder YouTube-Videos hast Du Dir bereits angeschaut? Ein paar? Oder vielleicht ganz viele? Und warum bist Du dann (noch nicht) da, wo Du körperlich sein möchtest?

Bist Du vielleicht sogar verwirrt bei den ganzen Ratschlägen und Weisheiten? Hast Du vielleicht sogar das Gefühl, keinem mehr so richtig vertrauen zu können und gibst daher meist lieber auf?

All das hat seinen (guten) Grund.

Dir soll und kann meist gar nicht durch solche Tipps geholfen werden. Das klingt sehr hart, oder?

Aber genauso ist es. Glaubst Du jemand, der damit seinen Lebensunterhalt verdient, anderen Menschen Tipps in Sachen Training zu geben, hat ein Interesse daran, nur EINMAL Geld zu verdienen? Oder denkst Du vielmehr auch, dass er/sie lieber mehrmals Geld verdienen würde?

Ich denke, wir sind uns einig, dass wir beide die Antwort kennen.

Und so gibt jemand, der seit zehn Jahren trainiert, sich super ernährt und womöglich noch ein paar Anabolika nimmt, jemandem Tipps, dessen Alltag er nicht kennt, dessen Ziele er nicht kennt und von dem er auch sonst nichts weiß.

Ziemlich waghalsig oder? Oder würdest Du jemandem Mathe beibringen wollen, bei dem Du nicht weißt, in welcher Klasse er/sie ist und wie gut er/sie in Mathe ist?

Ich glaube nicht. Deshalb können diese Tipps Dir ja kaum helfen! Aber das ist denen egal. Solange sie Dich glauben lassen, dass sie Dir helfen können, können sie auch weiter an Dir verdienen.

Das öffnet womöglich gerade Deine Augen, weil es wie ein Schlag ins Gesicht ist. Aber genau das habe ich damit bezwecken wollen. Wach auf!

Nicht alles ist Gold, was glänzt.

Es wird viel geschummelt und viel getäuscht. Aber nun bist Du hoffentlich wachsam und hast den ersten wichtigen Schritt zu Deinem persönlichen Erfolg gemacht. Du bist aufgewacht!

Kapitel 2: Körper und Geist

„Wir sind, was wir denken. Alles, was wir sind, entsteht aus unseren Gedanken. Mit unseren Gedanken formen wir die Welt."

– Buddha

Und was denkst Du gerade? Bist Du neugierig, was Du in diesem spannenden Kapitel erfahren wirst?

Das kannst Du auch. Denn dieses ist womöglich das wichtigste Kapitel des gesamten Buches. Darauf baut alles auf.

Du kannst Dir dieses Kapitel wie das Fundament eines überwältigenden Hochhauses vorstellen. Was meinst Du, was am schnellsten fertiggebaut ist? Das Fundament oder das Hochhaus? Hast Du schon einmal beobachtet, wie lange das Fundament eines einfachen Hauses dauert?

Im Vergleich zum Rest des Hauses dauert es sehr lange, bis das Fundament fertig ist. Aber wenn es richtig gemacht wurde, trägt es das Haus oder das Hochhaus nicht nur. Die Stahlträger sind dann fest mit dem Fundament verbunden und stabilisieren das gesamte Hochhaus!

Okay, das Fundament ist also enorm wichtig. Doch warum beachten wir diesen Grundsatz beim Hausbau seit mehreren Hundert Jahren, aber wenden ihn nicht auf den Rest unseres Lebens an?

Weil wir uns einfach in schnelllebigen Zeiten befinden. Alles muss schnell gehen, alles muss gleich funktionieren und Zeit hat so gut wie keiner mehr.

Frage doch einen Deiner Freunde mal, ob er oder sie eine etwas größere Unternehmung machen möchte. „Keine Zeit" oder „Kein Geld" sind dann Phrasen, die Du womöglich sogar in Kombination zu hören bekommst.

Deswegen funktionieren so reißerische Überschriften ja auch so gut, die versprechen, dass Du in drei Tagen zehn Kilo Fett verlieren kannst.

Doch wo befindet sich unser Fundament? Ausgehend von der Überschrift dieses Kapitels und dem Zitat zu Beginn wirst Du sicherlich schon eine Vermutung haben.

Unser Fundament befindet sich im Kopf. Gedanken formen unsere Welt. Alles, was wir sehen, wird zu Gedanken. Das, was Du grad liest, löst Gedanken in Dir aus. Und jeder Handlung geht ein Gedanke voraus, wenn auch unterbewusst.

Stelle Dir einfach vor, Du befindest Dich in einer Fabrik. Um Deinen Traumkörper produzieren zu können, brauchst Du ein paar Dinge. Du brauchst Rohstoffe, die richtige Technik, die richtigen Maschinen, Qualitätskontrolle, einen Plan und so weiter.

In diesem Kapitel beschäftigen wir uns damit, die Maschine zum Laufen zu bringen, sodass sie ein möglichst gutes Produkt produziert. Dieses Produkt ist Dein Traumkörper, auf den andere Männer neidisch sind und dem Frauen hinterherschauen.

Eine geistige Maschine, die einwandfrei läuft, ist der Unterschied, wieso manche Menschen erfolgreich sind und andere eben nicht.

Doch dieses Wissen wird Dir in den meisten Zeitschriften oder Ratgebern nicht vermittelt. Und Du weißt ja bereits, was mit dem Haus passieren kann, wenn das Fundament erhebliche Mängel hat oder gar nicht erst gebaut wurde. Das ganze Haus stürzt irgendwann zusammen. Besonders je höher es werden soll.

Deshalb lass uns keine weitere Zeit verschwenden.

Die Maschine zum Laufen bringen

Das wichtigste, um Deinen Traumkörper entstehen zu lassen, ist nämlich erst einmal, dass die Maschine läuft. Also bringen wir sie zum Laufen!

Doch wie? Damit die Maschine läuft, muss sie in Gang gesetzt werden. Sie muss sich also bewegen. Sie braucht „Motion". Und dafür braucht sie dann wiederum was? Motivatoren!

Sie braucht etwas, dass sie antreibt. Und das ist sehr wichtig. Denn wenn sie die falsche Motivation hat, wird sie nicht lange laufen. Mit anderen Worten: Wenn DU die falsche Motivation hast, wirst Du Dein Ziel nicht erreichen oder nicht, wie Du es möchtest.

Doch was ist eine falsche Motivation und wie findest Du die Richtige?

Du merkst, dass die Motivation falsch ist, wenn sie von außen kommt. Diese Motivation wird auch „extrinsische Motivation" genannt.

Wenn Dir die Gesellschaft, Deine Freundin, Dein Kumpel oder sonst wer eintrichtert, dass Du Muskeln haben musst, dann wird Dich das höchstens nerven. Vielleicht motiviert es Dich auch. Aber das Training wird dann eher zur Qual. Und wenn Du keine Lust auf das Training hast, dann gibst Du ja auch bei dem kleinsten Hindernis auf, weil Du dann Ausreden findest, weshalb Du nicht weitermachen kannst.

Leute, die mit der falschen Motivation starten, hört man auch oft sagen: „Ich wollte nächste Woche auch wieder mit Sport anfangen." Oder „Ich muss auch mal wieder Sport machen."

Wenn ich jedes Mal einen Cent bekommen hätte, wenn jemand diese Phrasen benutzt hat, dann wäre ich jetzt ziemlich reich. Das kann ich Dir sagen.

Okay, alles, was andere Dir erzählen, kannst Du also vergessen. Ausgenommen von Ärzten! Wenn es um Deine Gesundheit geht, solltest Du schon auf Fachleute hören! Aber dann wird daraus meist eine starke „intrinsische Motivation". Doch dazu gleich mehr.

Außerdem kannst Du Motivation vergessen, die ein bestimmtes, konkretes Ziel zum Gegenstand hat. „Ich möchte für meine Hochzeit zehn Kilo abnehmen"; „Ich möchte muskulöse 80 Kilo wiegen".

Das sind alles ehrenhafte Ziele und bringen einen enormen Motivationsboost. Besonders, je näher die „Deadline" rückt. Aber was ist danach? Danach lehnst Du Dich womöglich zurück und alles, wofür Du so hart gearbeitet hast, wird nach und nach zunichte gemacht.

Deswegen kommen wir dazu, wie Du mindestens einen Motivator für Dich finden kannst, der Dich zum langfristigen Erfolg führt.

Dazu musst Du Dir lediglich ein paar der folgenden Gedanken machen. Was sind die Vorteile vom Muskelaufbau? Warum ist es womöglich sinnvoll, regelmäßig Sport zu treiben? Und wie plant man die Sporteinheiten, sodass sie sich wie Zähneputzen in den Alltag integrieren lassen?

Diese Fragen kann ich Dir nicht beantworten. Ich kann und werde lediglich in diesem Buch darauf eingehen und Dir helfen, den richtigen Motivator für Dich zu finden. Zum Teil werde ich diese Fragen beantworten, zum Teil eben nicht. Und da kommst Du ins Spiel!

Wenn Du mitspielst, wirst Du Deinen Traumkörper nicht nur schneller als alle anderen entstehen lassen können, sondern auch über Jahre oder sogar bis ins hohe Alter erhalten können!

Anwendungstipp: Öffne ein Textdokument und schreibe Dir folgende Fragen auf:

1) **Warum treibe ich Sport?**
2) **Was hat Sport für Vorteile?**
3) **Was passiert, wenn ich keinen Sport treibe?**
4) **Wann habe ich diese Woche Zeit, Sport zu treiben?**

Du kannst das Textdokument jederzeit ergänzen und ändern. Aber drucke es Dir aus und hänge es Dir gut sichtbar irgendwo hin, wo Du es oft siehst! Nach jeder Änderung druckst Du es erneut aus und ersetzt das alte Dokument.

Die letzte Frage kannst Du aber offen lassen, schriftlich zu beantworten. Mache Dir lediglich immer Gedanken dazu oder

notiere die Antwort mit Bleistift, sodass Du sie jede Woche wegradieren kannst.

Nachdem die Maschine läuft, musst Du sie richtig einstellen

Du hast die Maschine nun also in Gang gebracht. Doch nun musst Du sie natürlich richtig einstellen, sodass sie möglichst fehlerfrei und gut produziert. Und dafür bedarf es bestimmter Einstellungen.

Diese werden nun kurz und knapp dargestellt. Du musst sie aber 1 zu 1 befolgen, wenn Du bestmögliche Ergebnisse erzielen möchtest.

1) Gib alles. Jedes Mal. Nimm Dich im Training nicht zurück. Dein Körper wird Dir schon zeigen, was Du kannst und was Du nicht kannst.

   Ich ertappe mich selber manchmal bei dem Gedanken „heute nicht so viel zu machen". Aber das ist die falsche Einstellung. Dann wirst Du nämlich auch nicht viel schaffen, obwohl Dein Körper dazu in der Lage wäre.

   Zieh also durch, was Du tun musst. So gut Du kannst.

2) Bleibe dran! Erfolge kommen zwar manchmal über Nacht, aber sie brauchen Wochen, Monate, Jahre an Vorbereitung. Hab Geduld und bleibe dran.

3) Gib 110 %. Ich habe es bei der Einstellung 1) schon einmal angeschnitten. Aber es ist wichtig, dass Du im Training alles gibst. Und am besten noch 10 % mehr! Denn das „Mehr" macht Dich besser und stärker.

Denn wenn Du immer das Gleiche tust, wirst Du immer das Gleiche erhalten. Logisch oder? Also musst Du eben mehr machen. Ganz einfach.

4) Siehe das Training nun als Teil Deines Alltags. Wie Zähneputzen. Es gehört ab sofort zu Deinem Leben. Plane es ein.

   Jeder Mensch hat 24 Stunden am Tag. Und wenn Heidi Klum, Warren Buffett mit seinen 85 Jahren, Mark Zuckerberg und viele andere extrem beschäftigte Leute Sport treiben können, kannst Du das auch! Nimm Dir die Zeit! Ausreden zählen ab sofort nicht mehr.

5) Hoffe nicht auf ein Wunder. Wenn Du einen perfekten Zeitpunkt brauchst, hier ist er. Der beste Zeitpunkt anzufangen, war gestern. Der zweitbeste ist heute. Also los!

6) Und zu guter Letzt: Du brauchst diese Einstellungen und Deinen Motivator aus dem letzten Abschnitt womöglich JEDEN TAG. Mit einem Mal ist es nicht getan. Sei darauf vorbereitet.

   Falls Du einen kleinen Arschtritt brauchst, schaue Dir Motivationsvideos auf YouTube an. Sie können Dich dabei weiter unterstützen.

Drucke diese Einstellungen aus, befolge sie und Du wirst einen Körper erschaffen, wie Du ihn noch nie hattest.

Lass die Maschine nicht stillstehen

Die Maschine läuft. Sie produziert hervorragende Ergebnisse. Doch was ist das? Plötzlich tritt ein Problem auf. Die Maschine geht kaputt.

Was nun? Nun solltest Du die Maschine wieder instand setzen. Du solltest Deine Motivatoren und die richtigen Einstellungen wiederfinden. Und die Maschine wieder zum Laufen bekommen.

Okay, und was tust Du, wenn es eine Krise gibt? Wenn Dir langsam die Mittel ausgehen?

Weiterproduzieren! Einfach weiterproduzieren. Du stellst dann die Produktion doch nicht einfach ein!

Doch was heißt das nun für Dich und Deinen Traumkörper?

Das heißt, dass wenn Du mal eine stressige Zeit hast oder müde bist, Du einfach weitermachen musst. Das Training ist nun fester Bestandteil Deines Lebens. Du MUSST es durchziehen. Auch wenn Du Dich lieber auf die Couch setzen und Fernsehen schauen würdest.

Vereinfacht ausgedrückt: Lass Dich nicht unterkriegen!

Wenn Du krank wirst, kurier die Krankheit aus und dann greife wieder an. Ich wurde schon so oft krank. Vermutlich öfter als die meisten anderen, was daran lag, dass ich immer an meine Grenzen gegangen bin. Und wenn man am Rand des Abgrundes spaziert, fällt man halt manchmal runter.

Nachdem Du die Krankheit aber auskuriert hast, solltest Du Dir Deine Motivatoren und Einstellungsliste zu Hand nehmen, vielleicht das ein oder andere Motivationsvideo schauen und wieder weitermachen!

Das gilt auch für stressige Zeiten und sonstige Probleme. Lass Dich nicht unterkriegen!

Rituale oder bestimmte Gewohnheiten können da helfen. Trainierst Du zum Beispiel immer montags, mittwochs und freitags, dann fällt es Dir leichter wiedereinzusteigen.

Denn immer wieder planen und schauen zu müssen, wann man trainieren kann, kann sehr stressen und unter Druck setzen. Das führt oftmals dazu, dass man demotiviert wird, weil einem förmlich alles über „den Kopf hinaus wächst“.

Behalte lieber einen kühlen Kopf. Der Alltag ist schon stressig genug.

Aber etwas sei noch vorweg gesagt. Wenn Du erst einmal sitzt, wird es schwerer, wieder aufzustehen.

Damit meine ich, dass Dich eventuell etwas aus der Bahn wirft. Daraufhin wird es Dir schwerer fallen, Dich aufzuraffen und womöglich erst einmal eine ganze Weile dauern, bis Du wieder die gleiche Leistung bringen kannst. Sei Dir dessen bewusst und gehe trotzdem zum Training.

Nimm hin, dass es so ist, akzeptiere es und geh trotzdem zum Training, wenn Du wieder gesund bist.

Genauso verhält es sich, wenn Du müde bist. Geh trotzdem. Punkt. Keine Diskussion.

Und mache es Dir nicht schwerer, als Du es eh schon hast. Wenn Du beispielsweise nach der Arbeit, Uni oder sonst was, nach Hause kommst und müde bist, solltest Du Dich nicht erst noch hinsetzen.

Denn eins führt zum anderen. So sitzt Du, wirst noch müder, legst Dich hin, schläfst ein und der Tag ist gelaufen. Und so verläuft vermutlich auch der Nächste.

Ich will ehrlich zu Dir sein. Von 365 Tagen im Jahr gibt es vielleicht zwei, an denen ich mich wirklich vorbereitet, ausgeschlafen, motiviert und kraftvoll genug für das Training fühle.

Ich gehe aber trotzdem. Und das im Endeffekt immer mit Erfolg. Denn auch wenn ich wenig schaffe, habe ich mehr gemacht, als wäre ich nicht gegangen. Mit folgendem Zitat möchte ich das Kapitel nun beenden, weil es das eben Gesagte noch einmal super abschließt:

„Wir sind, was wir wiederholt tun. Exzellenz oder Erfolg ist also keine Handlung, sondern eine Gewohnheit." – Aristoteles (griechischer Philosoph um 384 bis 322 v. Chr.)

Kapitel 3: Diese Mythen sabotieren Deinen Erfolg!

„Wir leben eben in einer Gesellschaft, in der kein Gesetz verbietet, mit der Verbreitung von Unwissen oder in manchen Fällen Blödsinn, Geld zu verdienen."

- *Tom Hanks (Schauspieler)*

Nach diesen lehrreichen zwei Kapiteln, die die Grundlage für alles weitere bilden, möchte ich mit ein paar Mythen aufräumen. Diese Mythen liegen wie Steine in Deinem Weg zum Erfolg. Deshalb lass´ sie uns gemeinsam zur Seite räumen.

Viel hilft viel

Michael meinte letzte Woche zu mir, dass er drei Stunden im Fitnessstudio war. Und fragte mich anschließend, ob das nicht krass sei. Ich schaute ihn an und meinte, wie lange er denn schon so exzessiv trainieren würde.

Er meinte ganz stolz, dass er schon seit drei Wochen so trainiert. Ich wunderte mich, wie er das durchhalten würde. Doch die Lösung kam eine Woche später. Er war krank.

Eine Woche später unterhielten wir uns und er meinte, dass ich zugelegt hätte. Ich nickte lächelnd. Er hingegen hatte kein bisschen zugelegt. Ganz im Gegenteil. Irgendwie hatte ich das Gefühl, er wäre dünner. Und das, bevor er krank wurde!

Anschließend fragte er mich, wie oft ich denn trainieren würde. Du hättest mal seinen Gesichtsausdruck sehen sollen, als ich ihm sagte, dass ich lediglich drei Mal die Woche für jeweils eine Stunde trainiere.

Und warum würde ich dann zulegen, meinte er schnippisch. Nun ja, weil die Muskeln eben in der Erholungszeit wachsen. Das Training schafft nur einen Anreiz dafür.

Man sollte also Training und Ruhephasen gleichermaßen ernst nehmen. Wenn man den Satz „Viel hilft viel" auf beides münzt, stimmt er. Aber dann muss man auch viel trainieren und viel pausieren.

Man kann gezielt Fett verbrennen

Leider nicht. Wo und wie viel der Körper an Fett anlegt, entscheidet er genetisch. Das bedeutet, dass einige Leute dickere Beine bekommen, andere einen dickeren Bauch und wieder andere eher dickere Arme.

Das Training erhöht dann nur den Kalorienverbrauch INSGESAMT. Das bedeutet, dass der Körper dann selber verteilt, wo das Fett zuerst und wo zuletzt schmilzt.

Jeder kann einen Körper, wie ein Fitnessmodel aufbauen

Auch das stimmt leider nicht. Denn manche Fitnessmodels nehmen Anabolika und die meisten machen meist nichts anderes, als sich auf das Training und die Ernährung zu konzentrieren. Einen zermürbenden Schichtbetrieb kennen viele also gar nicht mehr.

Dazu kommt, dass die Muskelfaserverteilung genetisch vorgegeben ist. Das bedeutet, dass manche einen größeren Arm bekommen können und andere bessere Beine. Und bei manchen ist Hopfen und Malz unter Umständen ganz verloren. Die können trainieren, was das Zeug hält, aber es wird nicht aussehen, wie sie sich das wünschen würden.

Ich schließe es somit also nicht aus, dass Du ein Fitnessmodel werden kannst. Ganz im Gegenteil! Lasse Dir von niemandem sagen, dass Du etwas nicht kannst oder werden kannst!

Aber JEDER kann eben kein Fitnessmodel werden.

Jeder kann ein Six- oder Eightpack bekommen, wenn er hart genug trainiert

Auch das stimmt leider nicht. Man kann zwar seine Bauchmuskeln sichtbar machen. Aber weder kann man garantieren, dass es ein Six- oder Eightpack wird, noch hat das etwas mit hartem Training zu tun.

Dass man die Bauchmuskulatur sehen kann, hängt mit dem Körperfettanteil zusammen. Und den kann man meist nur durch hartes Training verbunden mit sehr guter Ernährung senken.

Zudem ist es genetisch bedingt, wie die Bauchmuskulatur aussieht. Kannst Du ja gerne mal googeln. Du wirst überrascht sein, wie viel Glück bzw. Pech man mit dem Aussehen seiner Bauchmuskulatur haben kann.

Du kannst Fett in Muskeln umwandeln

Muskeln bestehen zum Großteil aus Proteinen. Viel fettiges Zeug zu essen, dann zu trainieren und zu glauben, dass einem wie von Zauberhand Muskeln eines Fitnessmodels wachsen, funktioniert also ebenfalls leider nicht.

Ernährung ist nicht so wichtig, wenn Du hart genug trainierst

Wenn Du eine Baustelle hast und ein Haus errichten möchtest, was brauchst Du? Harte Arbeit und Rohstoffe.

Was bringt mehr? Mehr Rohstoffe zu haben oder härter zu arbeiten?

Wenn Du keine Rohstoffe hast und Deine Arbeiter arbeiten lassen willst, was sollen sie machen? Sie können hart arbeiten, keine Frage. Aber das Haus wird dadurch trotzdem nicht fertig.

Denn die harte Arbeit wird dann so aussehen, dass sie einen Stein auf den anderen räumen. Weil sie aber nicht mehr Steine haben, räumen sie die vorhandenen wieder ab und bauen sie wieder auf.

Was passiert aber, wenn Du viele Rohstoffe hast UND Deine Arbeiter hart arbeiten. Das Haus wird schneller fertig, als Du gucken kannst.

Deshalb macht Ernährung 60-70 % des Erfolges aus, wohingegen Training nur 30-40 % ausmacht! Doch zum Thema Ernährung mehr im nächsten Kapitel!

Du nimmst ab, wenn Du weniger isst

Ein weit verbreiteter Irrglaube ist, dass man abnimmt, wenn man wenig isst.

Diese Überlegung ist natürlich erst einmal gar nicht so abwegig. Man nimmt dadurch weniger Kalorien zu sich, die man verbrennen muss und verbrennt dann also diese Kalorien und etwas mehr.

Aber was verbrennt man dann eigentlich?

Eine kleine Rechnung: Sagen wir, jemand macht Sport und verbrennt 3.000 Kalorien am Tag. Diese Person nimmt nun nur 2.000 Kalorien zu sich. Die Differenz beträgt also 1.000 Kalorien. Du verbrennst also 1.000

Kalorien mehr, als Du zu Dir nimmst. Aber wovon? Von allem, was diese Energie bereitstellen kann. Dafür zersetzt der Körper Muskeln, baut Fett zum Teil ab und leert bestimmte Speicher.

Die Folge: Du nimmst ab. Zumindest an Gewicht.

Doch die Gefahr und das Fatale daran ist, dass der Körper merkt, dass etwas Lebensbedrohliches vor sich geht. Nämlich, dass Du nicht genug zu essen bekommst. Daraufhin passt sich der Körper an. Er macht Dich müde und fährt den Stoffwechsel runter. Irgendwann nimmst Du dann auch nicht mehr ab. Auch wenn Du genauso wenig isst wie zu Beginn.

Und noch etwas passiert. Die Muskulatur wird immer weniger. Der Körper benötigt Muskeln nämlich nicht zum Überleben. Fett hingegen schon.

Du nimmst also ab, aber nur für eine bestimmte Zeit. Und was Du abnimmst, ist weniger Fett als Muskeln. Woraufhin sich Dein Gesamtumsatz an Kalorien verringert, weil Dein Körper ja auch nicht mehr so viel Brennstoff in Form von Kalorien zum Erhalt der Muskulatur benötigt.

Iss also nicht weniger, sondern das Richtige!

Die bösen Fette und Kohlenhydrate

Vor ein paar Jahren hat jeder Fette gemieden. Weil Fette ja fett machen, oder? So war zumindest die Überlegung. Dazu kommt, dass Fett eine hohe Kaloriendichte hat. Ein Gramm Fett hat immerhin 9 kcal, wohingegen Kohlenhydrate und Proteine jeweils nur 4 kcal haben. Man benötigt also doppelt so viel Energie, um Fett zu verdauen.

Neuerdings sind Kohlenhydrate schlecht. Low Carb ist „in“.

Fakt ist: Man benötigt beides! Und nichts davon ist schlecht oder böse!

Es kommt nur darauf an, aus welchen Quellen man diese Makronährstoffe bezieht und wann man sie zu sich nimmt. Genaueres dazu im nächsten Kapitel.

Wir haben nun schon einige Mythen entkräftet. Diese Steine sind Dir also schon einmal aus dem Weg geräumt. Nun kannst Du weiter Fortschreiten auf dem Weg zu Deinem Traumkörper.

Kapitel 4: Ernährungsbasics

„Der Mensch ist, was er isst."

– Ludwig Feuerbach (deutscher Philosoph, 1804 – 1872)

Mache Dir bitte über dieses Kapitel keine Illusionen. Dieses Buch ist hauptsächlich darauf ausgerichtet, Dir einen bestmöglichen Einblick in Dein Training zu ermöglichen, um Deinen Traumkörper endlich zu erreichen.

Die Ernährung spielt, wie Du im letzten Kapitel schon mitbekommen hast, eine enorm wichtige Rolle dafür.

Nichtsdestotrotz ist das Thema Ernährung eines eigenen Buches würdig. Sowohl vom Umfang als auch von der Wichtigkeit.

Ein paar Grundsätze möchte ich Dir aber als Bonus dennoch mitgeben!

Kalorien

Was sind eigentlich diese berühmten Kalorien, auf die jeder wie wild achtet? Wie viel braucht man ca. am Tag davon und was spielen sie beim Muskelaufbau für eine Rolle?

Kalorien sind Brennwerte. Sie sind eine Einheit, die angibt, wie viel Energie man benötigt, um alle Nährstoffe, die man den Tag über eingenommen hat, zu verbrennen und zu verwerten.

Auf der einen Seite beinhalten Lebensmittel eine bestimmte Kalorienzahl. Je nachdem, welche Nährstoffe, in welcher Menge darin vorhanden sind.

Auf der anderen Seite verbrennt der Körper, je nach Aktivität, eine bestimmte Kalorienzahl.

So weit, so gut. Wenn der Körper weniger Kalorien aufnimmt, als er verbrennt, dann haben wir ein „Kaloriendefizit". Der Körper verbrennt mehr, als er hat.

Jedoch nicht nur Fett! Es werden auch Muskeln zu einem gewissen Teil zersetzt, sodass der Körper Proteine zur Verfügung hat und Kohlenhydrate werden auch hier und da „herausgenommen".

Man kann höchstens die Verteilung ändern, indem man die Kalorien, die man zu sich nimmt, klug auf diese drei Makronährstoffe aufteilt.

Wenn man mehr Kalorien zu sich nimmt, als man verbrennt, dann legt man an Gewicht zu. Ob diese Gewichtszunahme darauf basiert, dass man „dicker" wird oder „muskulöser", bemisst sich auch wieder daran, welche Nährstoffe man in welchem Verhältnis und zu welcher Zeit zu sich nimmt.

Komplexes Thema. Ich weiß.

Vereinfacht gesagt:

Kaloriendefizit = Gewichtsreduktion

Kalorienüberschuss = Gewichtszunahme

Begehe jetzt aber nicht den, im vorherigen Kapitel bereits angeschnittenen Fehler, dass Du einfach nichts mehr essen möchtest und dann glaubst „definiert" auszusehen.

Warum nicht? Weil Du, wenn Du einfach weniger isst, auch weniger der folgenden Nährstoffe zu Dir nimmst und sowohl Deine Muskelmasse als auch Deinen Körper gefährdest.

Fette

Die bösen Fette. Sie haben eine Kaloriendichte von 9 kcal pro Gramm. Und somit haben sie doppelt so viel Brennwert wie Proteine und

Kohlenhydrate. Aber wozu sind Fette nützlich? Und warum brauchst Du sie unbedingt für ein gesundes Leben?

Hier die unglaublichen Vorteile dieser angeblich bösen Fette:

- Fette sind, ebenso wie Kohlenhydrate und Proteine, Bausteine einer jeden Zelle des menschlichen Körpers.
- Sie unterstützen das Immunsystem.
- Sie helfen bei der Hormonproduktion und wirken so bei den wichtigsten Prozessen im Körper mit.
- Fette transportieren wichtige Vitamine (die nur fettlöslich sind!).
- Sie schützen die inneren Organe.
- Und sind potente Energielieferanten. Sie liefern immerhin doppelt so viel Energie wie die anderen Makronährstoffe.

Natürlich haben sie noch viele weitere wichtige Aufgaben, aber das waren die wichtigsten.

Wie viel Fett solltest Du pro Tag ca. zu Dir nehmen und aus welchen Quellen?

Die empfohlene Fettmenge liegt bei 30 % der zugeführten Kalorien. Also wenn Du 2.500 Kalorien zu Dir nimmst, bei ca. 750 kcal.

Welche Fette solltest Du zu Dir nehmen? Möglichst Natürliche, d.h. Fette aus Ölen, Nüssen, Fisch und Avocados zum Beispiel. Von verarbeiteten Produkten, die viele Fette enthalten, solltest Du eher die Finger lassen. Also Chips, Schokolade, Kuchen und Konsorten ade, wenn Du Dich gesund ernähren möchtest.

Ab und zu kannst Du aber natürlich zugreifen. Jedoch sollten diese letztgenannten Lebensmittel nicht Deine Haupternährung bilden. Bei manchen Menschen habe ich nämlich das Gefühl, sie essen diese Lebensmittel mehr als Reis, Gemüse oder andere gesunde Grundnahrungsmittel.

Proteine

Kommen wir als Nächstes zu den Proteinen. Was sind eigentlich Proteine? Wieso spricht jeder davon und warum sind sie scheinbar so wichtig?

Die wichtigsten Funktionen der Proteine auch hier auf einen Blick:

- Muskeln bestehen aus Proteinen.
- Proteine bilden Antikörper, die helfen, Krankheitserreger zu bekämpfen.
- Viele Hormone bestehen aus ihnen, oder sie helfen, Hormone zu bilden.
- Sie unterstützen das Nervensystem, indem sie Kanäle bilden, über die Signale weitergeleitet werden.
- Sie unterstützen das Immunsystem und verbessern das Hautbild.

Diese und viele weitere Vorteile haben Proteine. Den wichtigsten Grund für unser Anliegen wirst Du bereits zu Anfang der Auflistung entdeckt haben. Muskeln bestehen aus Proteinen.

Wenn Du Muskeln aufbauen willst, musst Du Proteine zu Dir nehmen. Nicht Kohlenhydrate, nicht Fette. Sondern Proteine!

Kein Kräuterbaguette der Welt kann es nach dem Training mit einem Eiweißshake oder einem ausgewogenen Gericht aus Proteinen, Kohlenhydraten und Fetten aufnehmen. Zumindest nicht, wenn es darum geht, dem Körper Baustoffe zur Verfügung zu stellen, aus denen Muskelträume sind.

Wie viele Proteine solltest Du am Tag zu Dir nehmen, um sicherzugehen, dass sowohl Deine Muskeln als auch Dein Körper optimal versorgt sind?

1,5 Gramm pro Kilo Körpergewicht. Das heißt, bei 70 Kilo solltest Du 70 x 1,5 Gramm = 105 Gramm Proteine zu Dir nehmen.

Jetzt rechne einmal nach, wie viele Proteine Du heute schon zu Dir genommen hast. Sämtliche Nährstoffangaben sowie einen Nährstoff und Kalorienrechner findest Du zum Beispiel auf www.fddb.info

Ich wette Du nimmst viel zu wenige Proteine zu Dir und hast Dich deshalb immer vergeblich beim Training abgerackert und keine Ergebnisse gesehen.

Ein Hinweis noch, ehe ich Dir eine kurze Auflistung von proteinreichen Lebensmitteln gebe. Trinke genug, wenn Du Dir keine Nierenprobleme einheimsen möchtest. Mindestens zwei Liter am Tag.

Sowieso solltest Du ab sofort auch darauf achten genügend Wasser zu trinken. Wasser ist wie ein Staplerfahrer in einem Unternehmen. Ohne Wasser kommt nichts an seinen Platz, wie es sollte.

So und nun zu den proteinreichen, aber gleichzeitig mageren Lebensmitteln, was Fette anbelangt:

- Milchprodukte (Käse, Hüttenkäse, Magerquark, Milch, Joghurt, ...),
- Fisch,
- Rind,
- Eier,
- Hülsenfrüchte (Nüsse, Bohnen, Erbsen, ...),
- Gemüse wie Spinat, Brokkoli, Grünkohl und noch einige weitere sowie
- Schweinefleisch.

Je magerer das Lebensmittel an Fetten, desto besser die Aufnahme der Proteine. Denn die gleichzeitige Aufnahme von Fetten mit Proteinen verlangsamt die Proteinverwertung.

Kohlenhydrate

Kohlenhydrate sind wie Fette Energieträger. Sie haben jedoch nur eine Kaloriendichte von 4 kcal auf einem Gramm.

Das heißt, sie sind schneller verwertbar und stehen dem Körper auch schneller zur Verfügung als die langsamen Fette.

Bei einem Sprint werden zum Beispiel hauptsächlich Kohlenhydrate vom Körper benutzt, wohingegen bei einem längeren und langsameren Lauf eher Fette benutzt werden.

Wenn also schnell Energie benötigt wird, kommen die Kohlenhydrate ins Spiel, die ja bei dem derzeitigen Low-Carb-Hype auch als böse gelten.

Kohlenhydrate haben aber auch sehr viele Vorteile. Hier die wichtigsten auf einen Blick:

- Kohlenhydrate beruhigen die Nerven.
- Sie machen glücklich.
- Sie sind Energieträger.
- Sie füllen die Glykogenspeicher des Körpers, die im Training dringend benötigt werden.
- Sie regulieren die Insulinausschüttung immens. Insulin ist ein Hormon, welches dazu beiträgt, Proteine in die Muskelzellen zu befördern. Aber Vorsicht! Gleichzeitig öffnet es dem Fett Tür und Tore, sich in Zellen einzunisten. Iss also am besten nie Fette mit Kohlenhydraten in Kombination!

Das waren nur ein paar der vielen wichtigen Funktionen von Kohlenhydraten, die nicht unterschätzt werden sollten!

Wie viele brauchst Du am Tag davon? Die DGE (Deutsche Gesellschaft für Ernährung) rät, die Hälfte des Energiebedarfs mit Kohlenhydraten zu decken. Also 50 % der 2.500 kcal aus dem oberen Rechenbeispiel bei den Fetten.

Das entspräche 1.250 kcal über Kohlenhydrate. Bei 4 kcal pro Gramm wären das ca. 300 Gramm Kohlenhydrate pro Tag.

Das beste Timing ist übrigens eine Stunde vor bzw. nach dem Training, um zum einen genügend Energie für das Training zu haben und nach dem Training die Reserven wieder aufzufüllen.

Hier einige gesunde Kohlenhydratquellen:

- Reis,
- Nudeln,
- Kartoffeln,
- Früchte,
- Vollkornprodukte (-Brot, -Reis, -Nudeln, ...).

Helle Produkte enthalten meist einfache Kohlenhydrate. Diese eignen sich am besten direkt nach dem Training, um schnellstmöglich eine Insulinausschüttung auszulösen, wenn der Körper noch in Fahrt vom Training ist. Daraufhin werden Tür und Tore für die Proteine geöffnet, direkt in die Muskeln zu gelangen.

Circa anderthalb Stunden vor dem Training solltest Du eher Lebensmittel mit komplexen Kohlenhydraten wie Vollkornprodukte oder Kartoffeln zu Dir nehmen, damit Du über eine etwas längere Zeit Energie hast.

Jetzt denkst Du womöglich, dass Fette da doch besser wären, aber diese brauchen zu viel Energie, um verwertet zu werden. Vergiss das nicht.

Mikronährstoffe

Ich möchte noch ganz kurz auf die sogenannten „Mikronährstoffe" und „Spurenelemente" eingehen, weil diese oft vernachlässigt werden, aber enorm wichtig sein können.

Du hast doch sicherlich einmal Mario Kart gespielt, oder? Das Spiel, wo man mit Nintendofiguren Autorennen fährt und dabei Freude und Leid erfahren kann, wenn mal wieder jemand eine Bananenschale vor einem abgelegt oder einen von hinten mit einem Schildkrötenpanzer abgeschossen hat.

Grundsätzlich kannst Du das Rennen ohne jegliche Extras fahren und gewinnen. Das Auto fährt und irgendwann kommst Du ins Ziel. Aber Du kannst auf dem Weg auch über Streifen fahren, die Dich schneller fahren lassen oder kannst Bananenschalen, Schildkrötenpanzer, Blitze oder andere Extras einsetzen, um schneller am Ziel zu sein. Und vor allem, um Deine Kontrahenten abzuhängen.

Und solche Extras sind im Prinzip die Mikronährstoffe und Spurenelemente. Einige können Dir in den brenzligen Situationen, wenn Dich andere überholen wollen oder sogar vor Dir liegen, den Sieg retten. Andere können Dich schneller das Ziel erreichen lassen.

Dazu zählen Vitamine, Mineralstoffe wie Magnesium, Eisen, Zink usw., aber auch sekundäre Pflanzenstoffe.

Sie alle unterstützen Deinen Körper und können ihn, obwohl sie nur in geringen Mengen gebraucht werden, zu Höchstleistungen treiben.

Versteh´ mich nicht falsch. Ich habe das zwar so erklärt, dass Du das Rennen auch ohne die Extras gewinnen kannst, damit Du das besser verstehen kannst. Aber das ist nicht ganz richtig.

Viele brauchst Du zum Überleben. Aber eben nicht so viel davon. Und meist nimmst Du durch die Nahrung schon die meisten von ihnen auf.

Jedoch wollte ich mit dem Mario-Kart-Beispiel zum Ausdruck bringen, dass, wenn Du sie gezielt zu Dir nimmst, Du eher zu Höchstleistungen fähig bist als ohne.

Eine Auflistung der Vorteile und der Quellen der einzelnen Mikronährstoffe und Spurenelemente wäre viel zu lang, als dass ich sie hier aufführen könnte. Daher ein allgemeiner Hinweis.

Iss genügend Gemüse und trinke viel Tee, wenn es Dir möglich ist. Kaufe Dir evtl. zusätzlich ein wenig Zink und Du bist bestens versorgt.

Supplements

Zuletzt muss ich noch das Thema der Supplements, zu Deutsch Nahrungsergänzungsmittel anschneiden. Ohne diese wäre dieses Kapitel unvollständig.

Nahrungsergänzungsmittel, ERGÄNZEN die Nahrung. Das heißt sie sollten nur zum Einsatz kommen, wenn Du Deinen Bedarf an Nährstoffen nicht durch die Nahrung decken kannst. Es gibt jedoch ein paar Ausnahmen für Leistungssportler oder Menschen wie Dich, die jetzt endlich richtig durchstarten wollen mit dem Muskelaufbau.

Hier die Nahrungsergänzungsmittel, die Du zwar nicht zwingend brauchst, aber wenn Du ein wenig Geld locker hast, Deinen Erfolg boosten und maximieren werden.

1) Whey-Protein-Pulver; 2.350 Gramm für ca. 50 Euro. Weit unter diesem Preis würde ich kein Eiweißpulver kaufen, weil es dann qualitativ nicht gut ist. Ausgenommen natürlich Rabattaktionen.

2) Kreatin. Es steigert die Kraft erwiesenermaßen und kann helfen, Masse aufzubauen. Lass Dich am besten in einem Shop in Deiner Nähe beraten oder erkundige Dich im Internet über die Einnahme. Du kannst mich natürlich auch unter kontakt.benjamin.melzer@gmail.com kontaktieren.

3) Es werden noch weitere empfohlen, aber ganz ehrlich brauchst Du nicht mehr. Supplements wie BCAA's oder Pre-Workout-Booster sind zwar auch hilfreich, aber erstere kannst Du durch Whey Proteinshakes ersetzen und letztere können abhängig machen. Wäge also selber ab, was Du für richtig hältst und informiere Dich dazu vielleicht näher.

Mehr gibt es sowohl zu Supplements als auch zu den Ernährungsbasics erst einmal nicht zu sagen. Ich bin mir sicher, dass Du bereits jetzt einen guten Überblick erhalten hast. Falls Du dennoch Fragen hast, kontaktiere mich unter: kontakt.benjamin.melzer@gmail.com.

Kapitel 5: Von der Oberfläche in die Tiefe – was sind Muskeln?

„Wissen bedeutet, durch die Oberfläche zu den Wurzeln und damit zu den Ursachen vorzudringen, die Realität in ihrer Nacktheit zu sehen."

- Erich Fromm (Psychoanalytiker, 1900 – 1980)

Du weißt nun schon eine Menge zu Themen rund um den Muskelaufbau. Aber zu Muskeln an sich weißt Du bis jetzt herzlich wenig. Darum lass uns das nun ändern!

Was sind Muskeln überhaupt? Wie sind sie aufgebaut? Woraus bestehen sie und sind alle Muskeln gleich?

Ich werde hier nicht zu tief in biochemische Details versinken. Dennoch ist ein grober Überblick wichtig, um zu verstehen, warum ich die vorherigen und nachfolgenden Tipps gebe.

Unser Körper als Kabelsalat (wie sind Muskeln aufgebaut)

Grundsätzlich gibt es glatte und gestreifte Muskulatur. Letztere findet sich vor allem in Organen wie dem Herzen oder bestimmter Skelettmuskulatur. Die oberflächlichen Muskeln unseres Körpers werden jedoch als glatte Muskulatur bezeichnet. Mehr musst Du dazu erst einmal nicht wissen.

Doch wie ist ein Muskel nun aufgebaut?

Du kannst Dir einen Muskel wie ein Kabel vorstellen. Ein ziemlich dickes Kabel. Im Inneren befinden sich sogenannte „Sarkomere". Diese bestehen aus einem Myosin- sowie einem Aktinfilament. Das hört sich komplizierter an, als es ist.

Das Myosin- und Aktinfilament greifen nämlich ineinander. Nimm doch einmal Deine beiden Hände. Lege die Fingerspitzen aufeinander. So sieht ein entspannter Sarkomer, also Myosin- und Aktinfilament zusammen, vereinfacht aus.

Wenn Du den Muskel nun anspannst, dann wandern die Fingerspitzen in Richtung der Handinnenflächen. Von einem flachen, relativ langen Sarkomergebilde, wird ein gestauchtes. Der Sarkomer wird zwar kürzer, aber auch dicker. Das passiert, wenn Du zum Beispiel Deinen Bizeps präsentierst.

Dieses Zusammenziehen nennt man „konzentrische Kontraktion". Die Verlängerung des Muskels unter Kraftaufwand, d.h. wenn Du die Spannung dabei hältst, nennt man „exzentrische Kontraktion".

Vereinfacht gesagt:

Konzentrisch = zusammenziehen

Exzentrisch = verlängern

Mehrere dieser Sarkomere sind durch sogenannte „Fibrillen" miteinander verbunden. Dazu brauchst Du jedoch nichts weiter wissen, außer, dass es die Verbindungsstücke der Sarkomere sind.

Mehrere Sarkomere und Fibrillen aneinandergereiht, bilden dann eine Muskelzelle. Mehrere Muskelzellen werden wiederum von Blutgefäßen mit Nährstoffen, Sauerstoff und Ähnlichem versorgt.

Mehrere Muskelzellen bilden dann eine Muskelfaser, welche wiederum in größerer Zahl ein Muskelfaserbündel bilden. Dieses wird von Plasma und Bindegewebe umgeben, sodass dann letztlich aus mehreren Muskelfaserbündeln ein Muskel entsteht, der über Sehnen und Bänder mit einem Knochen verbunden ist.

Doch woraus sind nun die kleinsten Elemente des Muskels aufgebaut, die letztlich in einer enormen Anzahl den Muskel bilden?

Hauptsächlich aus Proteinen. Wenn Du Muskeln aufbauen möchtest, kommst Du also nicht drum herum, Proteine zu Dir zu nehmen.

Was für Typen/Arten gibt es?

Den grundsätzlichen Aufbau von Muskeln kennst Du nun. Doch hast Du Dir schon einmal Gedanken darüber gemacht, warum Marathonläufer, Triathleten oder Rennradfahrer so eine enorme Leistung über mehrere Stunden bringen können, obwohl sie doch gar nicht so muskulös aussehen?

Weil sie eben Ausdauer haben? Doch was ist Ausdauer eigentlich? Ist Ausdauer etwas Magisches, Verborgenes, was es diesen Sportlern ermöglicht, Höchstleistungen zu bringen? Oder haben sie vielleicht doch mehr Muskeln, als wir ahnen?

Ausdauer ist erst einmal ein Zusammenspiel aus Versorgung der Muskeln mit Sauerstoff, Blut, Nährstoffen und Weiterem. Zudem hat ein Ausdauersportler enorm viele kleine Kraftwerke in seinen Muskelzellen, die sogenannten „Mitochondrien".

Je nachdem, wie gut dieses Zusammenspiel funktioniert, ist man ausdauernder oder nicht.

Aber eine Sache haben wir dabei noch nicht betrachtet. Die Muskulatur. Ich habe schließlich geschrieben, dass die Versorgung der Muskulatur ein entscheidendes Element für die Ausdauer darstellt. Das heißt im Umkehrschluss, dass es eben doch Muskulatur braucht, weil sonst die Versorgung ins Leere gehen würde.

Denn Muskeln bewegen unseren Körper. Sie ziehen sich zusammen und beugen somit bestimmte Körperteile, sodass eine Bewegung entsteht. Ohne Muskulatur also keine Bewegung.

Daran erkennst Du auch, wie wichtig Muskeln für den Alltag sind. Je mehr Muskeln Du hast, desto besser kannst Du Dich bewegen.

Jedoch kommt es darauf an, welche Muskelfasern Deinen Muskel als Ganzes bilden. Und somit schließt sich der Kreis. Denn auch Ausdauersportler haben Muskeln. Nur sind diese vom Querschnitt dünner als die eines Bodybuilders.

Es gibt nämlich die sogenannten fast twitch Fasern (zu Deutsch: schnell zuckende Fasern) und die slow twitch Fasern (zu Deutsch: langsam zuckende Fasern).

Erstere sind bei höherem Kraftaufwand aktiv, ermüden aber auch ziemlich schnell. Letztere sind sehr ausdauernd, ermöglichen aber nicht so viel Kraftaufwand.

Das heißt:

FT-Fasern: eher im Bodybuilding und niedrigem Wiederholungsbereich bei höherem Gewicht aktiv.

ST-Fasern: eher bei Ausdauersportarten mit hohem Wiederholungsbereich aktiv.

Einen Unterschied gibt es aber noch, der Bodybuilder und Ausdauersportler jeweils aussehen lässt, wie sie aussehen. FT-Fasern sind erheblich dicker. Das heißt, dass ein Aufbau dieser zu dicken Muskeln führt, was aber nicht heißt, dass diese Leute mehr leisten können als ein Ausdauersportler. Es sieht eben nur nach mehr aus.

Zudem sind Muskeln, die man zum Beispiel für das Powerlifting, also das Gewichtheben benötigt, ebenfalls recht dünn. Aber gleichzeitig haben Powerlifter natürlich auch viele dicke FT- Fasern.

Kraft ist also auch nicht unbedingt an der Größe der Muskeln zu bemessen. So kann ein dünner Mann unter Umständen mehr Kraft als ein Bodybuilder haben.

Doch wie baut man nun dicke Muskeln auf? Indem man mit hohem Gewicht und wenigen Wiederholungen trainiert? Erhöht das die Anzahl der FT-Muskelfasern?

Leider ist es streitig, ob man die Anzahl der Muskelfasern erhöhen oder/und deren Verteilung beeinflussen kann. Denn die Anzahl der einzelnen Muskelfasern soll nach derzeitigem Stand der Wissenschaft genetisch bedingt sein.

Das heißt, dass manche eher zum Marathonläufer geboren sind und andere wiederum auf die Bühne gehen und Profibodybuilder werden sollten.

Du solltest Dich davon aber nicht abhalten lassen, Deine Muskeln intensiv zu trainieren. Schaue lieber selber, welche Muskeln schnell dicker werden und welche ein wenig hinterherhinken. Dann weißt Du in etwa, wie die Verteilung und Anzahl der jeweiligen Muskelfasern ist.

Wichtig ist zum Abschluss noch, dass Du beide Fasern hin und wieder trainieren und aufbauen solltest, weil sie sich eben gegenseitig unterstützen.

Du solltest also mal eine Zeit lang mit einer hohen Wiederholungszahl arbeiten und mit einer niedrigen, welche sich jeweils nach dem verwendeten Gewicht bemisst. Sprich: Gehe immer bis zum Versagen.

Bei drei Kilogramm Kurzhantelcurls musst Du dafür vielleicht 20 Wiederholungen machen; bei zehn Kilogramm Kurzhantelcurls nur fünf Wiederholungen. Beides ist wichtig und gut! Mache beides! Wie Du das am besten planst, verrate ich Dir am Ende dieses Buches.

Das war es auch erst einmal einführend zum Thema Muskeln. Weiteres dazu wirst Du in den nächsten Kapiteln erfahren. Doch lass mich noch einmal kurz zusammenfassen, was Du in diesem Kapitel gelernt hast:

- Es gibt grundsätzlich zwei Muskelfasertypen (FT-Fasern und ST-Fasern).
- FT-Fasern sind vom Muskelquerschnitt dicker als ST-Fasern und machen somit im Großteil die Größe des Muskels an sich aus.

- Muskeln bestehen aus Muskelbündeln, die wiederum aus Muskelzellen bestehen, welche aus Muskelfasern bestehen, welche wiederum als Aneinanderreihungen von Sarkomeren mit Fibrillen verbunden sind.

  Diese Sarkomere bestehen aus Myosin- und Aktinfilamenten, welche wiederum zum Großteil aus Proteinen bestehen.

- Um Muskeln aufzubauen, brauchst Du also Proteine.

Kapitel 6: Wie Muskelaufbau einfach sein kann

„Wer sich nicht darauf einstellt, wie die Welt funktioniert, wird niemals erfolgreich sein."

– Josef Ackermann (Schweizer Bankmanager)

Du weißt nun, wie Muskeln aufgebaut sind und was es grundsätzlich für Muskeltypen gibt. Doch in diesem Kapitel erkläre ich Dir nun, wie Muskeln funktionieren und warum Muskelaufbau einfach sein kann, wenn Du bestimmte Grundsätze befolgst.

Die Biologie der Muskeln

Ich werde auch hierbei nicht zu sehr ins biochemische Detail gehen, sondern Dir stattdessen so einfach wie möglich erklären, wie Muskelaufbau funktioniert.

Dafür müssen wir einige Überlegungen anstellen. Was meinst Du, was der Mensch in einer längst vergessenen Zeit zum Überleben brauchte?

Muskeln verbrauchen Energie, um erhalten zu werden. Deswegen erhöht sich übrigens auch der Gesamtumsatz der Kalorien in der Ruhezeit des Körpers. Sprich: Wenn Du mehr Muskelmasse hast, verbrennst Du mehr Kalorien, während Du nichts tust! Einfach deshalb, weil die Muskeln Futter brauchen, um erhalten zu bleiben.

Jetzt stellen wir uns mal vor, wir leben nicht heutzutage, wo man für Nahrungsmittel einfach in den Supermarkt um die Ecke gehen muss und sofort so viel kaufen und essen kann, bis man platzt.

Stattdessen würden wir in einer Zeit leben, wo wir unser Essen noch erjagen oder sammeln müssten. Unsere Genetik stammt nämlich zum Großteil noch aus dieser Zeit!

Damals war es wichtig, genug Energiereserven zu bilden, damit wir, wenn wir mal nichts zu essen finden, nicht verhungern.

Muskeln, die dann noch Energie rauben, waren also nicht grade von Vorteil. Sie ermöglichten uns zwar mehr Kraft für bestimmte Dinge aufzubringen, aber viel wichtiger war es erst einmal, dass wir genug Energiereserven hatten, um zu überleben!

Wenn wir also eine längere Zeit nichts gegessen hatten, stellte der Körper unseren Stoffwechsel auf Sparflamme. Er verbrauchte an Energie, was da war und zersetzte dann, wenn nötig, auch unsere Muskeln dafür.

Übrigens ist das auch der Grund, warum es nichts bringt, einfach weniger oder gar nichts mehr zu essen, wenn man abnehmen möchte. Der Körper passt sich dem einfach an und es purzeln keine Pfunde mehr. Aber das nur nebenbei.

Muskeln sind also nicht so wichtig. Das haben wir verstanden. Doch was ist, wenn der Körper einer solchen Belastung ausgesetzt wird, dass er Folgendes realisiert:

„Moment, wenn das nächste Mal so eine Belastung kommt, dann überlebe ich vielleicht nicht, weil ich nicht genug Energie dafür aufbringen kann. Ich brauche irgendetwas zum Schutz!"

Dann müssen Muskeln her. Und so entstehen und wachsen Muskeln! Durch das Prinzip der „Superkompensation".

Es erfolgt ein überschwelliger Reiz, d.h. ein Reiz, der über dem Gewohnten liegt. Dann wird der Körper erst einmal schwächer, weil er Energiereserven verbraucht, um mit diesem Reiz umzugehen.

Damit geht auch einher, dass er ein klein wenig Muskelmasse abbaut, um die Energie für die Belastung aufzubringen.

Als Nächstes beginnt die Ruhephase. Diese ist enorm wichtig, wird aber von vielen nicht zur Genüge eingehalten. Denn in der Ruhephase nutzt der Körper die Nährstoffe, die ihm zugeführt werden, um die Muskulatur zu VERSTÄRKEN.

Das heißt, dass der Körper die Muskulatur, die zunächst etwas abgebaut wurde, nicht nur wiederherstellt, sondern noch einen draufsetzt und sie stärker als zuvor macht!

Dieses Prinzip der Superkompensation funktioniert übrigens in fast allen körperlichen Belangen. Ob geistiger Tätigkeit oder körperlicher.

„Was Dich nicht umbringt, macht Dich stärker."

Und so funktioniert der Muskelaufbau im Prinzip.

Man belastet den Körper mit einem überschwelligen Reiz. Also einer Belastung, die der Körper muskulär noch nicht kennt. Daraufhin wird der Körper schwach und baut etwas Muskelmasse ab, weil der Körper die Nährstoffe aus den Muskeln zur Energiebereitstellung benötigt. Der Körper erholt sich daraufhin wieder, wenn die Belastung vorüber ist und wenn man ihm dann die nötigen Nährstoffe zuführt, baut er die schwächer gewordene Muskulatur wieder auf das Ausgangsniveau und darüber hinaus auf.

Für eine graphische Darstellung empfehle ich Dir bei Google „Superkompensation" einzugeben.

Warum wir uns selber sabotieren

Doch warum tun sich viele Trainierende Tag für Tag, Woche für Woche und Jahr für Jahr so schwer mit diesem einfachen Prinzip?

Weil sie entweder nichts davon wissen oder den Ablauf unterbrechen.

Viele trainieren wie wild, aber setzen keinen überschwelligen Reiz, weil sie zu leicht trainieren. Sie sind zwar lange im Fitnessstudio, aber außer ein paar netten Gesprächen und dem Erfahren der neuesten Neuigkeiten auf Facebook, Twitter, Instagram oder sonst etwas, nehmen sie nicht viel mit nach Hause.

Also achte darauf an Deine Grenzen zu gehen. Ob Du Ausdauertraining machst, ein leichtes Gewicht oder ein schweres Gewicht wählst. Das spielt alles keine Rolle. Hauptsache Du gehst an Deine Grenzen.

Die nächste Sabotage ist, dass viele Trainierende eine unsaubere Ausführung der Übungen haben. Sie nehmen ein viel zu hohes Gewicht und machen ganz komische Bewegungen, aber sprechen den Zielmuskel kaum an.

Dann kann ja kein überschwelliger Reiz erzeugt werden. Zumindest keiner in dem Zielmuskel, der dann nur selten an der Bewegung beteiligt ist.

Dazu kommt, dass diese Trainierenden sich dann meist noch verletzen, weil sie das Gewicht nicht kontrollieren können, ein paar Wochen beim Training ausfallen und wieder von Neuem beginnen müssen. Falls sie die richtige Motivation gewählt haben und weitermachen.

Als Nächstes begehen viele den Fehler und stellen den Muskeln nicht genügend Nährstoffe und vor allem Protein zur Verfügung, um sich zu erholen und dann zu verstärken. Das heißt, dass die Muskulatur belastet und dadurch geschwächt wird und unter Umständen nicht mal mehr regeneriert.

Die Folge: Die Muskeln verschwinden.

Bei dem anderen Szenario, wo die Proteinversorgung grade so ausreicht, um zu gewährleisten, dass die Muskeln sich auf das Ausgangsleistungsniveau erholen, sieht es nicht gerade besser aus.

Man tritt dann eben auf der Stelle.

Das heißt, man sollte nicht nur genügend Protein zu sich nehmen, damit die Muskeln sich regenerieren, sondern eben auch ein wenig mehr, damit sie weiter aufgebaut werden können.

1,5 Gramm Protein pro Kilo Körpergewicht sollten da ausreichen.

Als Letztes, und das passiert wohl den meisten ehrgeizigen Trainierenden, wird jedoch die so wichtige Erholung unterbrochen.

Muskeln brauchen zwischen 24 und 48 Stunden, um sich zu erholen und stärker zu werden, als sie es zuvor waren. Je nachdem, ob es sich um eine kleine Muskulatur wie dem Bizeps oder um große Muskeln wie den Beinen handelt.

Wenn Du diesen Erholungszeitraum unterbrichst, kann es sein, dass Deine Muskulatur das Leistungsniveau vom Anfang wieder annimmt oder aber, dass Deine Muskeln sich noch gar nicht wieder auf das Ausgangsniveau erholt haben.

Das würde bedeuten, dass Du dann entweder auf der Stelle trittst oder sogar Rückschritte machst.

Was es tatsächlich nur braucht

Zusammengefasst braucht es Folgendes:

- Einen überschwelligen Reiz (gehe am besten bis kurz vor das Muskelversagen, dann bist Du auf der sicheren Seite).

- Eine ausgewogene und ausreichende Nährstoffversorgung.

- Ausreichend Pause! Bedenke dazu, dass, wenn Du Deinen Rücken trainierst, Du auch Deinen Bizeps zum Teil beanspruchst. Falls Du also am Tag zuvor Bizeps trainiert hast, solltest Du den Rücken erst zwei Tage später trainieren, falls Du das einrichten kannst.

Kapitel 7: Von der Theorie in die Praxis – die Umsetzung

„Wissen ist nicht genug. Wir müssen Wissen anwenden können. Der Wille allein reicht nicht. Wir müssen handeln."

– Bruce Lee

Okay, was Muskeln sind, weißt Du nun bereits und auch wie Muskelaufbau im Prinzip funktioniert. Doch ist das alles nur theoretisches Wissen. Und theoretisches Wissen, welches man nicht anwendet, ist nutzlos!

Deswegen beschäftigen wir uns in diesem Kapitel damit, wie Du das gelernte Wissen umsetzen kannst.

Des Weiteren bekommst Du noch ein wenig Grundlagenwissen mit auf den Weg, um demnächst Dein eigenes Training durchdenken und planen zu können. Aber keine Angst. Am Ende bekommst Du auch noch ein paar fertige Trainingspläne von mir, die zwar recht simpel sind, aber alles beinhalten, was man braucht.

Wie wir die Muskeltypen ansprechen und welche Vorteile das hat

Im letzten Kapitel hast Du ja bereits gelernt, dass es verschiedene Muskeltypen gibt. Es gibt einmal die FT-Fasern und die ST-Fasern.

Die FT-Fasern, also die schnell zuckenden, schnell ermüdenden Muskelfasern, sind vom Muskelquerschnitt dicker und werden meist bei einem etwas höheren Gewicht und kurzem Belastungszeitraum angesprochen.

Die ST-Fasern, also die langsam zuckenden, ausdauernden Muskelfasern, sind vom Muskelquerschnitt dünner und werden meist bei leichtem Gewicht, aber längerem Belastungszeitraum aktiv und angesprochen.

Doch bei sehr hohen Belastungen, bei denen viel Kraft erforderlich ist, wird ebenfalls ein Untertyp der ST-Fasern angesprochen.

Zusammengefasst sind Kraft- und Ausdauermuskelfasertypen also eher dünn vom Querschnitt her, aber durchaus belastbar.

Um dicke Muskeln zu bekommen, solltest Du Dich also darauf fokussieren, die FT-Fasern anzusprechen.

Diese werden meist in einem Wiederholungsbereich von acht bis zwölf sauberen Wiederholungen, bei einem dementsprechenden Gewicht angesprochen. Der Zusatz „bei einem dementsprechenden Gewicht" ist dabei sehr wichtig.

Wenn Du nämlich mehr saubere Wiederholungen als zwölf schaffst, solltest Du das Gewicht erhöhen, sodass Du grade noch acht saubere Wiederholungen schaffst!

Jedoch solltest Du jetzt nicht das ganze Jahr durch nur in einem solchen Wiederholungsbereich trainieren.

Das wäre nämlich, wie wenn Du ein Wort schreiben möchtest, aber immer nur einen Buchstaben verwenden darfst. Das Wort als Ganzes wird dabei nicht entstehen. Und so verhält es sich auch mit unserem Körper. Unser Körper ist ein Gesamtkunstwerk und alles muss sich ergänzen und zu einem Gesamtbild zusammenfügen.

Denn Ausdauertraining baut zum Beispiel ein Netz der Versorgung aus. Das heißt, es wird die Durchblutung, Sauerstoff- und Nährstoffversorgung verbessert, was wiederum die Muskeln schneller wachsen lässt.

Krafttraining, also Training mit sehr hohem Gewicht und sehr wenigen Wiederholungen, gibt Dir eben mehr Kraft, weil es die Zellen mit mehr „Kraftwerken" versorgt, die Energie erzeugen.

Und Muskelaufbau, auch „Hypertrophietraining" (zu Deutsch: Muskelquerschnittstraining) genannt, ist eben vorwiegend für die Größe der Muskeln gut und bildet so einen Mittelweg zwischen Ausdauer und Kraft.

Du solltest alle drei Bereiche hin und wieder trainieren, um maximale Erfolge zu erzielen! Wie Du das machst, erfährst Du im letzten Kapitel dieses Buches.

Wann der Muskel wächst

Das Prinzip der Superkompensation kennst Du ja bereits. Und so weißt Du auch, dass der Muskel wächst, wenn ein überschwelliger Reiz erzeugt wird, der die Muskeln dazu zwingt zu wachsen. Doch wie kannst Du so einen Reiz überhaupt erzeugen?

Grundsätzlich habe ich Dir dazu ja schon gesagt, dass Du bis kurz vorm Versagen trainieren solltest. Aber es gibt zwei extrem wichtige Vorgehensweisen, von denen die meisten nur einen befolgen und sich dann wundern, warum ihre Muskeln nicht so schnell wachsen, wie sie es gern hätten.

Daher verrate ich Dir nun die zwei extrem wichtigen Vorgehensweisen, um Deine Muskeln so zum Wachsen zu bringen, dass sie fast schon platzen!

Diese beiden Vorgehensweisen sind jedoch nicht unabhängig voneinander anzuwenden. Manchmal macht es mehr Sinn, beide jeweils getrennt anzuwenden, manchmal wiederum solltest Du beide kombinieren. Die Abwechslung ist hier entscheidend.

Grundsatz der Abwechslung

Denn Abwechslung bringt das Muskelwachstum! Du hast nämlich bereits gelernt, dass sich der Körper gerne der Belastung anpasst, wie auch immer diese aussehen mag.

Und so passt er sich auch den Trainingsreizen an. Wenn Du zum Beispiel immer nur eine bestimmte Übung machst, wird irgendwann der Zeitpunkt kommen, an dem der Muskel nicht mehr so wächst wie zu Beginn oder Du es Dir wünschen würdest. Das Muskelwachstum stagniert.

Du musst also Abwechslung reinbringen! Praktiziere mal rudern für den Rücken am Kabelzug, mal vorgebeugt mit der Langhantel, mal mit breiterem Griff und mal mit engerem.

Aber keine Angst, im letzten Kapitel erfährst Du auch dazu etwas. Mache Dir also erst einmal keine weiteren Gedanken darum. Du solltest es auf Deiner Reise zum Traumkörper lediglich schon einmal gelesen haben und im Hinterkopf behalten.

Vorgehensweise 1: Mechanische Spannung

Kommen wir zur ersten Vorgehensweise, um Muskeln zum Wachstum zu zwingen. Der mechanischen Spannung und dem daraus resultierenden Stress für die Muskulatur.

Wenn Du ein hohes Gewicht bewältigen oder die Muskeln maximal über einen gewissen Zeitraum anspannen musst, dann erzeugt das eine mechanische Spannung. Die Muskeln stehen eben unter Spannung. Die Zeit unter Spannung nennt man übrigens „Time under Tension" (TuT).

Das ist wichtig, um zu verstehen, warum viele Wiederholungen eher die ST-Fasern aktivieren und wenige Wiederholungen unter hohem Gewicht, die FT-Fasern.

Weil die TuT unterschiedlich ist. Jedoch kann die TuT auch einmal gleich sein. Wenn ich nämlich 20 Wiederholungen mit leichtem Gewicht relativ schnell ausführe und wenige Wiederholungen mit höherem Gewicht langsamer, kann es passieren, dass ich meine Muskeln die gleiche Zeit unter Spannung gesetzt habe.

Der Unterschied, ob ich die FT-Fasern oder die ST-Fasern trainiere, liegt dann nur darin, welcher Art von Spannung ich meine Muskeln ausgesetzt habe.

Ein höheres Gewicht und eine stärkere Anspannung lösen nämlich einen höheren „muscle damage" (zu dt.: Muskelschaden) aus. Und somit werden eher die FT-Fasern, also die dickeren der beiden Fasern gereizt.

Das versteht man unter mechanischem Stress oder mechanischer Spannung. Du kannst Dir das wie bei einer Eisenstange vorstellen, die in einer Drehbank eingeklemmt ist. Je höher jetzt der Druck auf das andere Ende der Stange ist, desto mehr verbiegt sie sich.

Vorgehensweise 2: Metabolischer Stress

Der metabolische Stress hingegen ist der „Stoffwechselstress". Dieser entsteht, wenn der Körper viel damit beschäftigt ist, Deine Muskeln mit Blut und Sauerstoff zu versorgen.

Ein hoher metabolischer Stress zeigt sich darin, dass Deine Adern und Muskeln anschwellen. Du also den sogenannten „Pump" hast.

Der „Pump" wurde von Arnold Schwarzenegger liebevoll als der „Orgasmus der Bodybuilder" bezeichnet. Er fand das Gefühl so berauschend und schön, wenn zum Beispiel der Bizeps bis zum Zerbersten mit Blut gefüllt und aufgepumpt ist, dass er diese berühmte Formulierung in einem Interview verwendet hat.

Doch wie erzeugst Du diesen sogenannten „Pump"?

Indem Du „pumpst". Nimm dafür ein nicht so schweres Gewicht und spanne den Muskel voll an und nun führst Du, so schnell und sauber es geht, eine Wiederholung nach der anderen aus, bis Du nicht mehr kannst. Vergiss das Atmen dabei jedoch nicht.

Danach atmest Du ein paar Mal tief durch und darfst dann Deinen Pump betrachten, wenn Du alles richtig gemacht hast.

Warum mechanischer Stress beim Muskelwachstum hilft, sollte klar sein. Es zwingt den Muskel zum Wachstum, weil er sonst das nächste Mal zugrunde gehen könnte. Doch warum hilft metabolischer Stress beim Muskelwachstum?

Weil die Muskelzellen mit Blut geflutet werden. Dadurch wird ein Druck erzeugt, der ergänzend zum mechanischen Stress die Muskelzellen reizt.

Wenn Du beide Stressarten kombinierst, erhältst Du sogar noch bessere Ergebnisse!

Doch auch hierbei gilt. Abwechslung lässt die Muskeln wachsen! Wende das nachfolgend beschriebene „Kombinations-Vorgehen" nicht immer an, sondern nur ab und zu.

Wähle, um beide Stressarten zu vereinen, ein relativ hohes Gewicht, womit Du grade so 6 bis 15 Wiederholungen bewältigen kannst. Anschließend halbierst Du sofort das Gewicht und „pumpst" noch so viele Wiederholungen mit dem Gewicht hinterher, wie Du schaffst.

Dadurch hast so sowohl mechanischen als auch metabolischen Stress miteinander vereint.

Eines möchte ich noch anmerken, ehe wir zum nächsten Kapitel kommen.

Du kannst also auch FT-Muskelfasern wachsen lassen, indem Du hohe Wiederholungen machst und so einen Pump erzeugst, der Druck auf diese ausübt und einen überschwelligen Reiz darstellt, der sie zum Wachstum zwingt.

Das ist ganz wichtig zu wissen, weil viele Leute jetzt womöglich denken, dass bei Kraftausdauertraining nur die ST-Fasern wachsen würden. Aber das stimmt so nicht. Durch den Pump werden auch die „dicken" Muskelfasern ein wenig gereizt.

Kapitel 8: Was alle erfolgreichen Fitnessmodels und Bodybuilder wissen

„Alle Geheimnisse liegen in vollkommener Offenheit vor uns. Nur wir stufen sie gegen uns ab, vom Stein bis zum Seher. Es gibt kein Geheimnis an sich, es gibt nur Uneingeweihte aller Grade."

– Christian Morgenstern (dt. Dichter und Schriftsteller um 1871 bis 1914)

Hast Du manchmal das Gefühl, dass einige Menschen den Muskel nur schief angucken müssen, damit er wächst? Besonders die Fortgeschrittenen?

Sie sind kaum im Studio, doch ihre Muskeln wachsen, als wären sie frisch gedüngt worden. Warum ist das so?

Du hast zwar nun einen vertieften Einblick, wie Training allgemein funktioniert. Doch wie lässt sich das auf die einzelnen Muskeln umsetzen?

Welches Wissen benötigt man, um das Maximale aus seinen Muskeln rauszuholen? Und was unterscheidet einen Anfänger von einem Fortgeschrittenen, was das Training anbelangt?

Das erfährst Du in diesem Kapitel.

Denn um die Muskeln maximal zu reizen, musst Du natürlich auch wissen, wie sie arbeiten. Du solltest wissen, bei welcher Bewegung Du den Muskel anspannst und wann die Spannung abnimmt. Denn nur so kannst Du gewährleisten, die TuT (= Time under Tension) einzuhalten.

Ich gebe Dir hier einen kleinen Überblick über die Funktionsweise der meisten Muskeln sowie den ein oder anderen Tipp.

Doch ein Hinweis noch vorab. Die meisten Muskeln sind ziemlich kompliziert aufgebaut.

Ich werde Dir deren Funktionsweise also so einfach wie möglich erklären und nicht jedes kleine Detail berücksichtigen, weil die Beschreibungen nur ein grobes Verständnis vermitteln sollen. Dieses brauchst Du, um effektiv zu trainieren und die Übungen nicht einfach irgendwie zu machen.

„Muscle-Mind-Connection"

Hast Du den Begriff „Muscle-Mind-Connection" (zu Deutsch die „Muskel-Geist-Verbindung") schon einmal gehört?

Wenn ja, dann herzlichen Glückwunsch. Dann gehörst Du nämlich schon ein bisschen mehr zu den Profis, als Dir bewusst ist. Wenn nicht, will ich ihn Dir erklären und Dir zeigen, warum diese Verbindung so wichtig ist, um effektiv Muskeln aufzubauen.

Wir haben ja bereits im zweiten Kapitel gelernt, warum Gedanken und die geistige Komponente eine extrem wichtige Rolle beim Training spielen.

Jeder Handlung und Bewegung geht ein Gedanke voraus. Das heißt, dass auch die Bewegung Deines Muskels seinen Ursprung in einem Gedanken hat!

Manche Trainierende trainieren jedoch so, als müssten sie das Klischee des „hirnlosen Pumpers" erfüllen. Eben ohne Sinn und Verstand.

Dazu folgendes Beispiel. Bewege mal Deinen Arm in einer bestimmten Art und Weise. Hebe und senke zum Beispiel mal Deinen Unterarm, als würdest Du einen „Bizepscurl" machen.

Der Bizeps wird ein bisschen dicker und wird dann wieder gestreckt, oder?

Doch was passiert, wenn Du die gleiche Bewegung machst, den Arm voll anspannst und Dich nur auf diese Bewegung konzentrierst. Du blendest alles andere aus und versuchst nur die Spannung im Bizeps entstehen zu lassen. Das ist ein ganz anderes Gefühl oder?

Du wirst nun vermutlich sagen, dass Du beim ersten Durchgang den Bizeps ja gar nicht angespannt hast. Das kann man also nicht vergleichen. Doch, das kann man sehr wohl!

Denn der Unterschied bei beiden Ausführungen ist zwar extrem und ein wenig überzogen, aber er soll aufzeigen, was passiert, wenn Du Dich konzentrierst oder eben nicht!

Beim ersten Mal hast Du lediglich die Bewegung mechanisch ausgeführt. Beim zweiten Mal hast Du Dich voll und ganz darauf konzentriert.

Wenn Du jetzt beim Training bist und die Bewegung irgendwie machst, entspricht das eher der ersten oder eher der zweiten Ausführung in unserem Beispiel? Vor allem, wenn Du dann noch abgelenkt bist, indem Du am Handy herumtippst oder Dich mit jemandem unterhältst.

Du wirst mir Recht geben, dass Du Deinen Bizeps zwar womöglich anspannst, aber dass das schon einen Unterschied macht, ob Du Dich voll und ganz auf die Ausführung und das Anspannen konzentrierst oder ob Du die Bewegung „nur so nebenbei" machst, oder?

Doch nicht nur die Ausführung und der Reiz für die Muskulatur werden besser! Es wird auch die Verbindung vom Muskel zum Gehirn und andersherum verbessert!

Die beiden lernen es, sich zu verstehen! Du kannst viel klarere Befehle geben und bekommst ein viel besseres Gefühl für den Muskel.

Manchmal werden sogar Späße damit gemacht, dass Profi Bodybuilder beim Sitzen auf der Toilette schon ihre Beinmuskulatur trainieren könnten, alleine, wenn sie daran denken, ihre Beine anzuspannen. Weil eben ihren Muscle-Mind-Connection so gut ist.

Und diese Muscle-Mind-Connection, das Muskelgefühl, wenn Du so willst, müssen Anfänger erst einmal aufbauen. Dann werden die Erfolge auch viel schneller eintreten!

Konzentriere Dich also ab jetzt vollkommen darauf, die Ausführung richtig zu machen und den Muskel während der gesamten Ausführung unter Spannung zu halten.

Nimm dafür am besten erst einmal leichtes Gewicht oder übe „in der Luft", indem Du die Bewegung ohne Gewicht machst und den Muskel einfach so anspannst.

Das wird Deine Erfolge in ein paar Monaten oder sogar Wochen durch die Decke gehen lassen!

Range of motion (ROM) – der Bewegungsumfang

Der nächste große Fehler, den Anfänger machen, ist nur „halbe Ausführungen" zu machen.

Jeder Muskel hat einen Punkt, an dem er maximal gedehnt und einen, an dem er maximal kontrahiert ist.

Wenn Du Deinen Arm zum Beispiel ganz durchstreckst, ihn nach hinten bewegst und Deine Handflächen nach hinten zeigen lässt, dehnst Du Deinen Bizeps maximal. Eine optimale Übung, um aus der maximalen Dehnung heraus zu trainieren, wäre beispielsweise Bizepscurls einarmig am Kabelzug.

Dabei gehst Du ein paar Schritte nach vorne, sodass Deine Arme nach hinten gezogen und Deine Bizeps maximal gedehnt werden. Dann curlst Du aus dieser Position das Gewicht nach vorne.

Wenn Du Deine Hand so nah wie möglich zu Deiner Schulter bewegst und Deinen Arm dann hebst, indem Du Deine Hand hinter Dein Ohr schiebst, kontrahiert der Bizeps maximal.

Eine optimale Übung dafür wäre zum Beispiel „Doppelbizepscurls am Kabelturm".

Das ist der gesamte Bewegungsumfang des Bizepses. Und durch diese beiden Übungen hast Du mit Sicherheit beide Bereiche, also maximale Dehnung und maximale Kontraktion, erheblich gereizt.

Nun schaue Dich das nächste Mal in Deinem Studio um, wie die Leute Bizepscurls machen. Die meisten nehmen viel zu viel Gewicht, bewegen den Ellbogen nach vorne und dehnen den Bizeps gar nicht richtig. Sie machen nur den halben Bewegungsumfang.

Kurze Anmerkung: Indem sie den Ellbogen nicht wie mit Nägeln festgemacht, am Oberkörper lassen, sondern nach vorne bewegen, nehmen sie Spannung aus dem Bizeps raus und aktivieren ihre vordere Schulter.

Doch warum? Das ist ein Fehler, der häufig passiert, doch viel häufiger wird dabei nicht bedacht, was dahinter steckt.

Ich kann jedoch nicht auf jeden Fehler bei jedem Muskel eingehen. Deshalb erkläre ich Dir lieber schnell, welcher gedankliche Fehler dahintersteckt, sodass Du selbst bei jeder Übung darauf achten kannst.

Und zwar spielt die Zugkraft des Gewichtes eine besondere Rolle. Bei freien Gewichten ist es die Schwerkraft, die nach unten zieht. Beim Kabelzug ist es der Ursprung des Kabels.

Wenn Du Deinen Ellbogen nach vorne bewegst, während das Gewicht oben ist, schiebst Du damit auch Deinen Unterarm unter das Gewicht.

Das Gewicht wird also von Deinem Unterarm gestützt. Wenn diese Armkonstellation jetzt arretieren, also feststellen und im Ellbogengelenk nicht mehr beugen oder strecken würdest, welcher Muskel würde das Gewicht dann halten?

Die vordere Schulter, weil sie für das Heben des Armes im Ganzen zuständig ist.

Das Gewicht drückt also nach unten, der Bizeps wird entlastet, weil der Unterarm sich unter dem Gewicht befindet und lediglich der (gesamte) Arm muss in dieser Position gehalten werden. Der Muskel, der diese Aufgabe übernimmt, ist die vordere Schulter.

Du solltest Dir also überlegen, in welche Richtung das Gewicht „möchte" und dann schauen, ob Du die Spannung im Zielmuskel vielleicht deshalb rausnimmst, weil Du ein Gelenk oder einen anderen Muskel beteiligst, gegen diese Richtung anzukämpfen.

„Alles hat ein Ende, nur die Wurst hat zwei." Oder doch nicht?

Den berühmten Spruch aus der Überschrift kennst Du sicherlich. Doch hat wirklich nur die Wurst zwei Enden?

Nein, die Muskeln ebenfalls. Zumindest ganz vereinfacht betrachtet.

Ein Muskel dient immer dazu, Bewegung zu erzeugen, indem er einen Knochen mit dem anderen – meist über ein Gelenk – verbindet.

Der Bizeps hat sein eines Ende zum Beispiel an der Schulter und das andere am Unterarm. Dadurch kann er den Unterarm heben und senken sowie drehen.

Der große Brustmuskel hat sein eines Ende ebenfalls im Schultergelenk, so ziemlich am Oberarmbeginn und das andere am Brustbein. Wenn man den Arm also nach innen bewegen möchte, muss der Brustmuskel kontrahieren.

Und so haben alle anderen Muskeln, vereinfacht gesagt, zwei Enden.

Leider würde es den Rahmen dieses Buches sprengen, alle Enden von allen Muskeln aufzuführen. Deshalb bitte ich Dich Deinen Körper zu erkunden oder die Anatomie der einzelnen Muskeln im Internet nachzuschauen.

Dieses Wissen ist jedoch enorm wichtig, wenn Du Deinen Muskeln einen maximalen Trainingsreiz liefern willst.

Denn Du solltest – besonders als Anfänger – immer den gesamten Bewegungsumfang ausführen. So werden die Muskeln vollumfänglich beansprucht, gleichzeitig noch gedehnt und wachsen am schnellsten.

Ein paar abgefälschte Wiederholungen zum Abschluss eines Satzes sind aber vollkommen okay.

Wenn Du die Muscle-Mind-Connection bei jedem Training verbesserst, den gesamten Bewegungsumfang nutzt und Dir klarmachst, wann die Spannung des Zielmuskels beginnt und wann sie endet, werden sich Deine Ergebnisse beim Training mindestens verdoppeln!

Denn diese wichtigen Grundsätze beachten viele nicht!

Jedoch solltest Du Dich nicht darüber wundern, dass Du eventuell erst einmal weniger Gewicht nehmen musst. Denn den gesamten Bewegungsumfang auszuführen und den Muskel den gesamten Ablauf über unter Spannung zu halten, ist anstrengender als Du denkst.

Aber genau das wollen wir ja. Denn je anstrengender das Training ist, desto stärker wirst Du!

Eine kurze Anmerkung noch, bevor wir das nächste Kapitel beginnen. Denn auch diesen Fehler machen viele Trainierende und erlebe ich immer wieder, wenn ich Leute persönlich trainiere.

Die falsche Atmung kann Dich Deinen Erfolg kosten

Muskeln brauchen Sauerstoff. Wodurch bekommen sie diesen? Durch die Atmung. Doch was ist, wenn man beim Training falsch oder gar nicht atmet?

Die Muskeln ermüden viel schneller, als sie sollten. Das heißt, wenn Du falsch atmest, verschenkst Du erheblich Dein Potenzial!

Ein Bekannter von mir zum Beispiel hat immer falsch geatmet. Er hat eingeatmet, als er mit dem Satz anfing, hat dann die Luft angehalten und sich angestrengt.

Dann hat er ein oder zwei Wiederholungen gemacht, irgendwann kurz stoßartig ausgeatmet, die Luft wieder angehalten und irgendwann kurz eingeatmet, wenn überhaupt.

Er hat dann mit einem relativ leichten Gewicht nur ein paar Wiederholungen geschafft, weil ihm dann im wahrsten Sinne des Wortes „die Puste ausging".

Ich habe mich gefragt, ob er wohl wesentlich mehr bewältigen könnte, wenn er richtig atmen würde. Daraufhin habe ich die gleiche Übung wie er ausgeführt und auf die gleiche Art und Weise geatmet.

Ich habe sechs Wiederholungen geschafft und war ganz schön platt. Danach habe ich die gleiche Übung mit dem gleichen Gewicht, jedoch mit der richtigen Atmung ausgeführt. Und siehe da, ich habe doppelt so viele Wiederholungen geschafft!

Und ich habe noch etwas festgestellt. Meine Muskeln brannten!

Bei der Ausführung, die er gemacht hat, war ich einfach nur kaputt und konnte nicht mehr. Meine Muskeln waren allerdings alles andere als erschöpft. Lediglich mein Körper als Ganzer war es.

Bei der Ausführung mit der richtigen Atmung hingegen brannten meine Muskeln und ich konnte keine einzige Wiederholung mehr ausführen. Nachdem ich doppelt so viele absolviert hatte!

Okay, Atmung ist extrem wichtig. Doch wie atmet man denn nun richtig?

Grundsätzlich, indem man bei der konzentrischen Phase aus- und bei der exzentrischen Phase einatmet. Das bedeutet, wenn Du beim Bankdrücken das Gewicht von Dir wegdrückst, atmest Du durch den Mund aus. Wenn Du das Gewicht auf Deine Brust ablässt, atmest Du durch die Nase ein.

Wenn Du Zugbewegungen ausführst, natürlich umgekehrt. Wenn Du ruderst, atmest Du aus, wenn Du das Gewicht nach hinten ziehst und atmest ein, wenn Du das Gewicht nach vorne lässt.

Du atmest also aus, wenn Du einen Widerstand überwinden musst und atmest ein, wenn Du diesen Widerstand langsam zurücklässt.

Meistens wird ja auch eine Zeit für die konzentrische Phase von einer Sekunde angegeben und für die exzentrische Phase eine Zeit von drei Sekunden. Du hast also genug Zeit, genügend Luft einzuatmen, die die Muskulatur so dringend benötigt.

Mit der richtigen Atmung kannst Du Deine Muskeln also doppelt so hart reizen oder wenn Du bisher falsch geatmet hast, überhaupt mal bis an die Grenzen reizen!

Um Dir noch einmal zu veranschaulichen, inwieweit die richtige Atmung Deine Kraft erhöhen oder sogar erst freisetzen kann, lass mich Dir kurz von einer Szene aus „The Fighters“ erzählen.

In diesem Film möchte ein junger Mann ein MMA-Kämpfer werden. Er trainiert also und tritt voller Wucht gegen einen Boxsack, der an einer Schiene befestigt ist. Der Boxsack bewegt sich jedoch nur 10 cm.

Danach kommt der Meister zu ihm und erklärt ihm, dass er viel mehr Kraft freisetzen würde, wenn er dabei ausatmen würde.

Um ihm das zu demonstrieren, tritt der Meister gegen den Boxsack, atmet dabei kraftvoll aus und der Boxsack gleitet an der Schiene durch den ganzen Raum.

Der Schüler hat seitdem bei jedem Tritt ausgeatmet und erheblich mehr Kraft freisetzen können!

Doch Du musst etwas Geduld haben. Die richtige Atmung hat man nicht sofort drauf. Die Geduld wird sich aber auszahlen, nicht nur wegen des Erfolges beim Muskelaufbau, sondern auch, weil die richtige Atmung erheblich zu Deiner Gesundheit beiträgt.

Die richtige Atmung befreit nämlich auch von Stress und somit werden wir weniger krank.

Zusammengefasst achtest Du jetzt am besten auf die Muscle-Mind-Connection, den kompletten Bewegungsumfang bei jeder Ausführung, darauf die Spannung vom Anfang bis zum Ende zu halten und schließlich auf die richtige Atmung.

Wenn Du das machst, garantiere ich Dir, wird Dein Muskelaufbau ein neues, nie dagewesenes Level erreichen!

Kapitel 9: Vorsicht vor Dysbalancen!

„Die sogenannte Gesundheit kann nur im Gleichgewicht entgegengesetzter Kräfte bestehen, wie das Aufheben derselben entsteht und besteht nur aus einem Verwalten der einen über die andern."

– Johann Wolfgang Goethe (deutscher Dichter um 1749-1832)

Hast Du öfter einmal Rückenschmerzen (gehabt)? Oder einen stechenden Schmerz in der Schulter? Dröhnt Dein Kopf öfter einmal vor Kopfschmerzen?

Diese Schmerzen und noch viele weitere Arten davon können ihre Ursache in Verspannungen haben. Verspannungen, die aufgrund von „muskulären Dysbalancen" auftreten.

Dazu muss ich Dich vorab etwas Wichtiges fragen, damit Du die Relevanz dieses Kapitels einschätzen kannst.

Möchtest Du von Schmerz gekrümmt, durch den Rest Deines Lebens gehen? Du kennst das doch sicherlich, wenn Du Zahnschmerzen oder Verspannungsschmerzen hattest. Dann war doch der ganze Tag für die Katz. Bis die Schmerzen endlich nachließen, war das Leben kein schönes, oder?

Und kannst Du Dir vorstellen, nicht nur eine Zeit lang Schmerzen zu haben, sondern womöglich jahrelang und zusehen zu müssen, wie Du immer weiter an Mobilität verlierst?

Das hört sich schrecklich an, oder? Dann lass uns gemeinsam dafür sorgen, dass es nicht so weit kommt.

Warum sie so gefährlich sind

Lass mich Dir kurz erklären, was es mit diesen ominösen „Dysbalancen" auf sich hat.

Gehen wir davon aus, Du trainierst zehn Jahre lang exzessiv Deine Brustmuskulatur, ohne sie zwischendurch einmal zu dehnen. Dann kann es durchaus vorkommen, dass Deine Brustmuskulatur sich wegen der regelmäßigen, dauerhaften Belastung verkürzt.

Denn Du weißt ja, dass Muskeln sich verkürzen, wenn man sie anspannt. Man muss sie aber auch wieder dehnen oder lockern. Sonst versteifen sie irgendwann und verkürzen sich.

Mehr zum Thema Dehnen erfährst Du übrigens in einem Bonuskapitel am Ende.

Nehmen wir nun an, Deine Brustmuskulatur ist ein wenig verkürzt. Was passiert dann?

Du weißt ja auch, dass der eine Muskelansatz der Brustmuskulatur an der Schulter ist. Die Schultern werden also bei einer verkürzten Brustmuskulatur nach vorne gezogen.

Dadurch gerät der Trapezius, das ist der Muskel am Nacken, der bis in die Mitte des Rückens reicht, unter Spannung. Doch nicht nur der Trapezius. Der gesamte Rücken gerät ein wenig unter Dauerspannung.

Die Folge davon wiederum ist, dass er ein wenig überreizt wird und sich verspannt. Durch die Verspannung wird der Blutfluss ein wenig gestört und Nerven könnten eingeklemmt werden.

Kopfschmerzen, Verspannungsschmerzen und etwaige leichtere Verletzungen der Rücken- und Schultermuskulatur können die Folge sein.

Trainiere also ausgewogen und Dir bleibt dieses Szenario womöglich erspart.

Worauf Du achten solltest

Damit Dir dieses Szenario erspart bleibt, solltest Du von Beginn an darauf achten, alles und wirklich alles zu trainieren!

Rücken, Unterrücken, Bauch, Po, Beine (Rück- und Vorderseite), Bizeps, Trizeps, vordere, mittlere und hintere Schulter, Nacken, Waden und Schienbeinmuskulatur.

Das ist jede Menge, ich weiß. Aber am Ende erhältst Du ja Trainingsplanbeispiele, in denen all diese Muskeln (mit-)trainiert werden.

Hauptsächlich musst Du darauf achten, dass von einem Muskel der Gegenspieler genauso gut trainiert ist. Wenn Du also eine verkürzte Brustmuskulatur hast, musst Du Deinen Rücken ggf. doppelt so oft und intensiv trainieren, um ein Gleichgewicht herzustellen.

Das heißt:

- Unterrücken und Bauch mit Po sollten gleichmäßig trainiert sein.
- Rücken und Brust mit Schultern (je nachdem: Der vordere Schultermuskel hat als Gegenspieler den breiten Rückenmuskel und der hintere Schultermuskel eher die obere Brust; der seitliche Schultermuskel die unter Brust).
- Bizeps und Trizeps.
- Hintere Beinmuskeln mit den vorderen.

Warum erzähle ich Dir das eigentlich?

Weil es meist für Männer attraktiver erscheint, einen dicken Bizeps und eine Heldenbrust aufzubauen und für die Frauen einen knackigen Po, als sich um irgendwelche „Dysbalancen" Sorgen zu machen.

Aber überlege doch einmal kurz. Stelle Dir vor, Du trainierst zehn Jahre einen Muskel intensiver als seinen Antagonisten (so nennt man den Gegenspieler).

Plötzlich hast Du unglaubliche Schmerzen und Verspannungen. Jetzt zehn Jahre lang unter Schmerzen den Antagonisten zu trainieren wird sicherlich wenig Spaß machen. Mal ganz abgesehen davon, dass Du besser und schneller aufbaust, wenn Du jünger bist.

Das heißt, vielleicht bekommst Du diese Dysbalancen gar nicht mehr zurechtgerückt und musst unter Schmerzen leiden, bis Deine Brustmuskulatur wieder auf ein normales Level abgebaut ist.

Trainiere also von vornherein ausgewogen, auch wenn Dir das erst einmal doof vorkommt, Deine Zeit und Energie augenscheinlich für den Muskelaufbau von Muskeln zu verschwenden, die Du gar nicht brauchst oder nicht unbedingt aufbauen möchtest.

Die häufigsten Dysbalancen

Abschließend noch eine kurze Auflistung der häufigsten Dysbalancen. Dabei nenne ich die Muskeln, die meist verkürzt sind. Du solltest dann also darauf achten, die Antagonisten (Gegenspieler) ausreichend intensiv zu trainieren.

- Brust,
- vordere Schulter,
- Unterarmbeuger (wenn Du die Hand nach innen einklappst),
- Beinbeuger (Antagonisten davon sind der Po und Unterrücken),
- Bizeps.

Dass diese Muskeln meist verkürzt sind, liegt an unserem Alltag. Die Gegenspieler sind dann meist ziemlich auf Spannung und das kann zu Schmerzen oder Verletzungen führen.

So zum Beispiel der Beinbeuger, der im Schoß liegt, weil wir heutzutage etliche Stunden sitzen. Der Unterrücken und Po sind deshalb meist „überspannt" und wir klagen über Unterrückenschmerzen.

Ebenso sind viele Muskeln verkürzt, durch die wir Druckbewegungen ausführen. Also Bewegungen, mit denen wir uns von etwas wegdrücken. Denn mal ehrlich, wann ziehen wir uns schon irgendwo hoch?

Genauso beim Unterarmbeuger. Wie oft tragen wir irgendetwas und müssen unsere Hand schließen und die Hand beugen? Und wie oft, im Vergleich dazu, müssen wir die Finger oder die Hand strecken? Nahezu gar nicht!

Deshalb achte darauf, ob sich diese Muskeln verkürzen und trainiere die Gegenspieler unter Umständen ein wenig intensiver, um das Verhältnis wieder auszugleichen und Dysbalancen vorzubeugen.

Dehnen hilft dabei natürlich auch enorm. Doch zum Thema „Dehnung" erfährst Du in Bonus-Kapitel 11 noch mehr.

Kapitel 10: Der Erfolgsgarant – die Planung

„Wenn man es nicht schafft zu planen, plant man, es nicht zu schaffen."

– Benjamin Franklin (Schriftsteller, Erfinder u.v.m. um 1706-1790)

Wenn ich Dir nun sagen würde, dass Du alles an Wissen hast, was Du brauchst, um loszulegen. Was würdest Du dann tun?

Würdest Du einfach wie wild drauf los trainieren? Würdest Du ein paar Übungen machen und mit einem guten Gefühl aus dem Studio gehen?

Oder würdest Du vielmehr planlos und Hals über Kopf irgendetwas machen, um festzustellen, dass Du gar nicht wirklich weißt, was Du nun gemacht hast?

Das würde womöglich wiederum dazu führen, dass Du demotiviert wirst, weil Du Dich irgendwie fühlst, als hättest Du nichts in der Hand.

Das ist natürlich alles völlig normal, vergleicht man diese ganze Situation mit einer Schiffsfahrt. Denn dann fällt einem auf, dass etwas Entscheidendes fehlt.

Stelle Dir vor, dass sich ein Schiff im Hafen befindet. Nun möchte das Schiff losfahren. Es hat alles, was es dafür benötigt. Eine Crew, Wissen, wie man das Schiff in Gang setzt, Proviant und noch vieles mehr.

Doch eines fehlt. Das Ziel. Und natürlich der Plan dahin.

Und so ergeht es Dir eben auch. Ohne Ziele und Plan wirst Du Dich immer wieder in der Situation wiederfinden, alles erstens halbherzig und zweitens durcheinander zu trainieren.

Schlimmstenfalls trainierst Du nur, worauf Du Lust hast und hast in ein paar Monaten Dysbalancen, deren Schmerzen Dich in die Knie zwingen und weshalb Du erst einmal das Sporttreiben sein lassen musst.

Wo liegt der Zielhafen?

Als Erstes solltest Du Dir daher überlegen, was Du mit dem Sport eigentlich erreichen möchtest.

Möchtest Du Muskelaufbau ergänzend zu einer anderen Sportart betreiben? Möchtest Du im Sommer am Strand den besten Eindruck hinterlassen? Oder möchtest Du einfach nur jedes Mal Dein Bestes geben, bis an Deine Grenzen gehen und darüber hinaus?

Das alles und noch viel mehr sind ehrenwerte Ziele. Ich verweise Dich noch einmal dringend auf Kapitel 2, weil ein Ziel eine Abstufung eines Traumes ist. Der Traum ist so gesehen das große Ganze, weshalb man Muskelaufbau betreibt.

Und dahinter steckt eben eine Motivation. Und die solltest Du gefunden haben. Erst dann macht es Sinn, diese Motivation als Traum zu bilden und daraus (Zwischen-)Ziele entstehen zu lassen.

Sagen wir Deine Motivation ist es, einfach gesund zu sein und gut auszusehen.

Das ist ja ziemlich abstrakt und ungenau. Denn, wann ist man gesund? Wenn man nicht krank ist? Und wann ist man krank? Wenn man nicht gesund ist? Wann sieht man gut aus? Mit 130 Kilo Muskelmasse oder definierten 70 Kilo?

Du siehst, das ist alles ziemlich vage und ungenau.

Wenn Du jetzt einfach drauf los trainieren würdest, würde das ablaufen, wie oben beschrieben. Du machst alles und irgendwie nichts so richtig.

Du solltest Dir also realistisch einteilen, was Du wann machst und Dir ein paar Herausforderungen schaffen, die es dann zu meistern gilt.

Doch wie macht man das? Worauf sollte man dabei achten? Das erkläre ich Dir jetzt. Zudem bekommst Du ja noch in einem Extrakapitel ein paar

Trainingspläne vorgegeben. Bei diesen erkläre ich Dir sogar, warum ich sie so erstellt habe, wie sie sind.

Doch zunächst weiter dazu, wie Du demnächst Deine eigenen Pläne erstellen kannst. Du brauchst also ein Ziel. Okay, und worauf musst Du dann achten?

Die Lecks reparieren

Wenn ein Schiff ein Loch oder eine Schwachstelle hat, was sollte man tun, ehe man in tiefere Gewässer rausfährt?

Die Lecks reparieren und die Schwachstellen verstärken, oder?

Genauso musst Du beim Erstellen Deines Plans vorgehen. Du musst Dir überlegen, wo Du Schwachstellen haben könntest und diese auf jeden Fall in Deinem Plan berücksichtigen.

Findest Du Deine Arme zu dünn oder Deinen Po zu klein? Möchtest Du besonders gerne ein Sixpack, aber Dein Bauch ähnelt derzeit eher einem Fass?

Dann solltest Du diese Dinge angemessen berücksichtigen, indem Du sie in Deinen jeweiligen Einheiten als Erstes trainierst. Denn am Anfang eines Trainings hast Du am meisten Kraft und konzentrierst Dich am besten.

Falls nötig, kannst Du den betreffenden Muskel auch mehrmals die Woche trainieren, doch sei gewarnt, dass Du ihm auch genügend Zeit zur Regeneration geben solltest. Du weißt ja mittlerweile, was passiert, wenn Du es nicht tust.

Warum ist das so wichtig? Ganz einfach, weil oft der Körper nur als Ganzes richtig gut funktioniert.

Das musste ich hinsichtlich meiner Schulter- und Armmuskulatur erfahren. Sie wollte einfach nicht wachsen. Bis ich mal logisch überlegt habe ... Irgendwann muss ja auch mit der Kraft der Synergisten Schluss sein. Wenn ich allerdings die unterstützende Muskulatur kräftige, dann kann die Zielmuskulatur auch mehr leisten.

Inventur

Als Nächstes solltest Du natürlich berücksichtigen, was Du zur Verfügung hast. Du wirst wohl kaum mit einem Ruderboot über das Meer von Spanien nach Amerika fahren wollen, oder?

Genauso wenig Sinn ergibt es, mit einem 200 Meter langen Schiff auf das offene Meer rauszufahren, wenn Du keinen oder nicht genügend Treibstoff hast.

Um das Ganze auf Dein Training zu übertragen, solltest Du Dich fragen, was Dir zur Verfügung steht. Trainierst Du in einem kleinen Fitnessstudio, das gerade die notwendigsten Trainingsgeräte hat oder in einem riesengroßen Studio mit Ausrüstung, womit sonst Profiathleten trainieren?

Vielleicht trainierst Du aber auch zu Hause vollkommen ohne Geräte. Oder Du hast eine Langhantel, ein paar Kurzhanteln und einen sogenannten „Tower" zuhause, mit denen Du wie ich, zwischendurch oder hauptsächlich trainierst.

Dazu kommt noch, was Du an Geld für die Ernährung übrig hast. Kannst Du Dich leistungsorientiert und reichlich eindecken oder reicht es, wenn Du ehrlich bist, für das Nötigste? Denn Muskelaufbauernährung kann recht teuer sein.

Wenn Du Dir viel Qualität und Quantität leisten kannst, kannst Du natürlich öfter trainieren, weil Deine Muskeln besser und schneller regenerieren, wenn ihnen die passenden Nährstoffe ausreichend geliefert werden.

All das solltest Du Dir vorher überlegen. Denn es macht schließlich keinen Sinn, wenn Du in Deinen Plan schreibst, dass Du Bankdrücken machen möchtest, aber keine Bank zur Verfügung hast. Du kannst dann zwar vom Boden aus drücken, aber es ist eben nicht das Gleiche.

Genauso wenig Sinn macht es, leistungsorientiert Sport zu betreiben, wenn Du Dir lediglich Brot und Wurst leisten kannst. Denn wenn Du fünf oder sechs Mal die Woche trainierst, brauchst Du mehr als das.

Sonst wirst Du krank, weil Dein Körper nicht die Nährstoffe, die er benötigt, um auf Dauer so eine Leistung bringen zu können.

Du solltest Dich also fragen, was Du zur Verfügung hast, was Deine Ziele sind, wo Deine Lecks liegen und dann mit den passenden Übungen zu den jeweiligen Muskeln einen Plan erstellen können.

So gehe ich bei jedem Plan vor, den ich mache.

Ich schaue mir an, was der-/diejenige für eine Motivation hat. Was für ein Traum dahintersteckt, wie ich das in Ziele unterordnen kann, was die Person für Möglichkeiten und welche Schwachstellen oder sogar Verletzungen diese Person hat.

Dementsprechend kann ich dieser Person einen individuellen Trainingsplan erstellen, der meist binnen kurzer Zeit zum Erfolg führt.

Um einen Plan zu erstellen, der Dich zum Erfolg führt, braucht es natürlich noch ein, zwei zusätzlicher Informationen. Aber das erkläre ich Dir am besten in Bonus-Kapitel 12, wenn es um Trainingspläne geht. Dann kannst Du das Wissen direkt, in einem Trainingsplan umgesetzt, sehen.

Die in diesem Kapitel vermittelten Grundsätze brauchst Du jedoch bei jedem Plan, egal, an welchen Methoden er sich orientiert, was das Training an sich anbelangt. Von daher wende dieses neu erworbene Wissen an und Deine Pläne werden zu Profiplänen werden.

Kapitel 11: Faszien und Dehnung

„Entspannung bedeutet, sich aktiv auf etwas anderes einlassen zu können."

– Frank Berzbach (Autor)

Der Rücken schmerzt? Der Nacken ist steif? Bei einer kleinen falschen Bewegung zieht ein stechender Schmerz durch den unteren Rücken?

Du hast in Kapitel 9 ja bereits erfahren, dass Dysbalancen für eine Menge Schmerzen verantwortlich sein können. Doch nun erfährst Du genauer, warum.

Dieses Kapitel habe ich dem Hauptbuch als Bonus-Kapitel angefügt, weil sich viel zu wenige Leute Gedanken darum machen, woher die Schmerzen kommen können. Denn oftmals ist ein Arzt die letzte Anlaufstelle, obwohl das Entstehen des Schmerzes schon viel früher hätte verhindert werden können.

Ich fand es daher wichtig, Dich aufzuklären, sodass Du vielleicht schneller schmerzfrei werden kannst, indem Du Dich in gewisser Weise selbst behandelst.

Viele haben nämlich Rückenprobleme, gehen zum Arzt, lassen sich alle möglichen Wirbel einrenken, aber nichts hilft so wirklich. Doch warum nicht? Weil das Problem eventuell woanders begründet liegt.

Warum Faszien und Wohlbefinden zusammenhängen

Hast Du den Begriff „Faszie" schon einmal gehört? Mittlerweile wurde das Thema um die Faszien zu einem Trendthema. Überall werden „Blackrolls", „Faszientrainingsbücher" und vieles Weitere zu diesem Thema verkauft.

Doch was sind Faszien? Sind Faszien eventuell sogar nur ein Werbegag, um den Verkauf von Schaumstoffrollen anzukurbeln?

In Kapitel fünf hast Du ja bereits erfahren, wie ein Muskel aufgebaut ist. Ich habe Dir da auch erzählt, dass ein Muskelfaserbündel von Bindegewebe umgeben ist.

Und letztlich sind Faszien nichts anderes als Muskelbindegewebe.

Sie umgeben einzelne Muskelfaserbündel, aber liegen wohl auch um die Gesamtmuskulatur des Körpers wie eine Hülle.

Du kannst Dir das wie ein gewobenes Tuch vorstellen, dass den ganzen Körper umgibt. Jedoch kann dieses Tuch sich auch an bestimmten Stellen versteifen.

Man sagt dann, dass sich die Faszien an dieser Stelle „verklebt" haben.

Wenn Du hin und wieder eine Massage erhalten oder selbst eine gegeben hast, wirst Du vielleicht festgestellt haben, dass es an manchen Stellen „Knubbel" gibt.

Diese „Knubbel" sind oftmals Faszienverklebungen.

Doch warum sind diese so schlecht? Was passiert dann, wenn sich Faszien verkleben? Und wie kann man das wieder lösen?

Dieses tuchartig gewobene Bindegewebe kann verkleben. So weit, so gut. Doch was passiert dann? Unter Umständen können sich Nervenenden darin verfangen.

So drückt diese Verklebung dann auf das Nervenende, was einen Impuls auslöst. Es schmerzt. Und zwar je nachdem, wo der Nerv hinführt.

So kann eine Verspannung im Rücken einen Schmerz im Bein auslösen. Unglaublich, oder?

Das Problem daran ist, dass man die Ursache dann natürlich schwer lokalisieren kann.

Dem Schmerz vorbeugen

Um dem Schmerz vorzubeugen, kannst Du allerdings viel tun.

Du weißt ja bereits, dass sich Muskeln über die Zeit verkürzen können. Dann verkürzen sich ebenfalls die umliegenden Faszien. Genauso werden die Gegenspieler dieses Muskels gedehnt und meist überreizt. Ebenso deren Faszien.

Damit daraus dann keine Schmerzen entstehen, solltest Du Deine Muskeln regelmäßig dehnen.

Am besten kurz nach dem Training ein wenig und ein, zwei Tage später noch einmal intensiver und ausgiebiger.

Das kann Dich schon vor einer Menge Schmerzen bewahren. Doch was ist, wenn sich bereits Faszien verklebt haben?

Du kannst Dich dann entweder massieren lassen, auf einer „Blackroll" hin- und her rollen, bis die Verklebung „weggeschmolzen" ist oder Deine Muskeln lockern und leicht bewegen, bis Du das Bindegewebe ordentlich gelockert und durchblutet hast.

Doch am besten ist es nach wie vor, Verspannungen oder Verklebungen gar nicht erst entstehen zu lassen. Dehne Dich also regelmäßig und Dir bleibt dieses schmerzhafte Schicksal erspart.

Dabei solltest Du den Fokus besonders auf Körperbereiche legen, die oft belastet werden. Der untere Rücken zum Beispiel.

Folglich solltest Du oft beanspruchte Muskeln dehnen und lockern und deren Gegenspieler trainieren, um Dysbalancen und somit Schmerzen und Verletzungen vorzubeugen.

Wie dehnt man richtig?

Grundsätzlich musst Du, um Deine Muskeln richtig zu dehnen, die Anatomie des Muskels verstanden haben. In welcher Position der einzelnen Glieder ist der Muskel am meisten gestreckt?

Und diese Position musst Du dann eine ganze Weile halten.

Stück für Stück merkst Du dann wahrscheinlich, wie sich der Muskel lockert. Dabei habe ich noch einen besonderen Tipp für Dich, den ich durch meine jahrelange Erfahrung beim Kampfsport zu schätzen gelernt habe.

Und zwar, dass Du immer, wenn Du etwas tiefer in die Dehnung gehen möchtest, ausatmest. Daraufhin musst Du ruhig bleiben, den Schmerz aushalten, langsam und ruhig einatmen und dann wieder etwas tiefer in die Dehnung gehen und ausatmen.

Nachdem Du diese Dehnung eine gewisse Zeit gehalten hast, löse Dich LANGSAM aus der Dehnung. Lockere Deine Muskeln ein wenig und fahre mit dem nächsten Muskel fort.

Beim Dehnen ist es genauso wichtig wie beim Training, das Du versuchst, mit der Dehnung immer etwas weiter zu kommen. Du musst nämlich gegen die Verkürzung ankommen können, die sich durch das intensive Training automatisch einstellt.

Beachte diese Grundsätze und Tipps und schon bald wirst Du Verspannungen und Verklebungen vorbeugen können und somit Schmerzen entgehen, bevor sie überhaupt entstehen können.

Kapitel 12: bewährte Trainingspläne für Deinen Erfolg

„Erfolg hat drei Buchstaben: T – U – N."

– Johann Wolfgang Goethe

Du hast nun schon eine Menge gelernt. Um ehrlich zu sein, bist Du nun weiter und wirst erfolgreicher sein als 80 % der Leute im Fitnessstudio. Doch nur, wenn Du diese Grundsätze befolgst.

Jedoch musst Du das gelernte Wissen auch konkret umsetzen. Und dazu musst Du Dir einen Plan machen, denn ohne Plan segelt Dein Erfolgsschiff einfach auf das offene Meer hinaus und gelangt irgendwo hin, nur nicht da, wo Du hin möchtest.

Doch dabei gibt es ebenfalls noch ein paar Dinge zu beachten. Ich habe nämlich schon unglaublich viele Trainingspläne erstellt und noch viel mehr gesehen. Und dabei habe ich festgestellt, dass viele Trainierende aufhören zu trainieren, weil sie ihr Trainingsplan demotiviert!

Wenn Du einen Trainingsplan, den angeblich schon Arnold Schwarzenegger gemacht haben soll – von dem er aber wahrscheinlich selber gar nichts weiß, weil es nur ein Marketinggag ist – umsetzen willst, scheiterst Du.

Meist sind solche abgedruckten Pläne viel zu umfangreich und richten sich auch gar nicht nach Deinem Können, Leistungsniveau und Ziel!

Deshalb werde ich Dir mehrere Pläne vorstellen und Dir anhand derer erklären, warum sie funktionieren und Erfolg garantieren, wenn Du sie richtig umsetzt.

Wesentliches

Doch damit Du die nachfolgenden Pläne auch verstehen kannst, brauchst Du noch ein wenig Fachvokabular dafür.

Notwendiges Vokabular:

Übung: Umfasst eine bestimmte Anzahl an Sätzen und Wiederholungen mit einem bestimmten Bewegungsablauf für einen bestimmten Muskel oder einen Muskelverbund. Beispiel: Bankdrücken.

Satz: Ein Satz ist eine Aneinanderreihung von Wiederholungen der Bewegungsausführung in Verbindung mit Pausen dazwischen.

Wiederholung: Eine Wiederholung bezeichnet den gesamten Bewegungsablauf. Zum Beispiel das Heben und Senken des Gewichtes beim Bankdrücken.

Pause: Bezeichnet eben einerseits die Zeit, in der man zwischen den Sätzen, aber auch zwischen den Übungen, „verschnaufen" kann.

Meist sind die Pausen zwischen den Sätzen 30-90 Sekunden lang, je nachdem, wie intensiv der Satz ist. Die Pausen zwischen den Übungen können schon einmal zwei Minuten betragen.

In der Pause lädt der Körper seine Reserven wieder auf. Jedoch solltest Du beachten, dass dann der metabolische Stress für Deinen Körper nicht mehr so stark ist. Die Folge ist, dass der Pump abnimmt und der Trainingsreiz. Behalte also Deine Pausenzeit im Auge und „verquatsche" Dich nicht.

Wenn Du (Kraft-)Ausdauer trainierst, solltest Du die Pausen eher kurz halten. Wenn Du Maximalkraft trainierst, sollten die Pausen länger ausfallen, sodass Du wieder zu Kräften kommen kannst und Dich nicht verletzt.

Supersatz: Ein Supersatz ist eine Abfolge zweier Übungen direkt hintereinander, ohne einer Pause dazwischen. Eine Abfolge dreier oder mehr Übungen bezeichnet man dann als Riesen- oder Gigantensätze.

Reduktions- /Dropsatz: Wenn Du, nachdem Du bei einer Übung mit einem bestimmten Gewicht bis zum Versagen trainiert hast, das Gewicht reduzierst und sofort ein paar Wiederholungen hinterher machst, nennt man das Reduktions- bzw. Dropsatz/Dropset.

Eine Möglichkeit ist das Gewicht zu halbieren. Eine andere ist es, das Gewicht zu reduzieren und dann erneut reduzieren und dann erneut, bis Du bei 0 angelangt bist. So kannst Du zum Beispiel, nachdem Du 70 Kilo an der Maschine gemacht hast, danach 60 machen, dann 50 usw.

Supersätze und Reduktionssätze sind besonders hilfreich, wenn Du mechanischen und metabolischen Stress vereinen möchtest. Zuerst also mit hohem Gewicht wenige Wiederholungen gemacht hast und dann noch einmal einen „Pump" zusätzlich erzeugen möchtest.

Ebenfalls sind sie sehr nützlich, wenn Du Deine Ausdauer verbessern möchtest. Was jedoch nicht in jedem Zyklus sinnvoll ist. Doch dazu gleich mehr.

Zyklus: Der Zyklus bezeichnet einen Trainingszeitraum. Dabei gibt es größere und kleinere. Das ist allerdings für Dich nebensächlich.

Zyklische Planung

Du hast bereits in einem frühen Kapitel erfahren, dass Abwechslung ein Erfolgsfaktor für Muskelwachstum darstellt. Deshalb solltest Du auch nicht immer das Gleiche trainieren. Sowohl was Übungen als auch Trainingsreize anbelangt.

Du solltest also nicht das ganze Jahr lang Hypertrophietraining (= Muskelquerschnittstraining) machen. Kannst Du zwar gerne tun, dann darfst Du Dich aber nicht wundern, dass Deine Fortschritte auf der Stelle treten.

Wechsle daher alle drei wichtigen Bereiche zyklisch ab.

Üblicherweise geht ein Zyklus vier bis sechs Wochen, damit die Muskulatur sich zwar anpassen und wachsen kann, aber sich dann nicht ausruht und Deine weiteren Erfolge ausbleiben.

Der erste Zyklus ist meist ein (Kraft-)Ausdauer-Zyklus. Das heißt Du machst viele Wiederholungen mit relativ leichtem Gewicht oder/und sogar Ausdauertraining.

Der Sinn dahinter ist der, dass Du Dich an die Übungen gewöhnst, lernst mit der Spannung umzugehen, Deine Muscle-Mind-Connection weiter ausbaust und noch vieles mehr.

Besonders ist dabei noch, dass Du Dein Herz-Kreislauf-System weiter ausbaust und stärkst. Vereinfacht gesagt, bilden sich mehr Adern, Deine Sauerstoffzufuhr zu den einzelnen Muskeln verbessert sich und Deine Durchblutung verbessert sich.

Herz und Lunge lernen außerdem effektiver zu arbeiten, sodass Du weniger Schläge pro Minute brauchst, um mehr Blut mit mehr Sauerstoff angereichert durch die Arterien und Venen zu pumpen.

Die ersten vier bis sechs Wochen solltest Du Dich also dem (Kraft-)Ausdauertraining widmen. Egal, ob Du ein Anfänger oder Fortgeschrittener bist.

Die nächsten vier bis sechs Wochen solltest Du Dich dann dem Hypertrophie- (=Muskelquerschnitts-) Training widmen.

Dabei geht es vorwiegend darum, die FT-Fasern zum Wachsen zu bringen und somit dicke Muskeln heranwachsen zu lassen, die einen hohen Gesamtumsatz an Kalorien erzeugen, sodass gleichzeitig früher oder später das Fett schneller schmilzt.

Die letzten vier bis sechs Wochen solltest Du dann dem Kraftaufbau widmen. Du arbeitest also mit sehr hohem Gewicht, einer hoffentlich sehr sauberen Technik und baust somit allgemein Deine Kraft aus.

Deine Muskelzellen lernen, mehr Energie bereitzustellen und Du kannst das Gewicht in allen anderen Zyklusbereichen beim nächsten Durchgang besser steigern.

Absolviere diese drei Zyklen geduldig in der vorgegebenen Reihenfolge und Du wirst sehen, wie Deine Muskeln wachsen. Denn oftmals ist nicht der offensichtlichste Weg der Weg zum Erfolg, sondern der, der Dich am schnellsten und effektivsten ans Ziel bringt.

HIT vs. Volumentraining

Grundsätzlich gibt es zwei erfolgversprechende Systeme beim Training.

Entweder man trainiert nach dem HIT-System (High Intensity Training). Das bedeutet, dass man bei jedem einzelnen Satz mit hohem Gewicht bis zum kompletten Versagen trainiert. Dadurch braucht man nicht so viele Trainingseinheiten, Übungen und Sätze.

HIT (hochintensiver Training) wird hauptsächlich als Schulungsmethode in Kraft- und Fitnesssport verwendet. Die Trainingseinheit hat den Vorteil, dass es sehr kurz und intensiv ist. Während dies das Körperfett verringert, bringt es ein schnelles und effektives Muskelwachstum.

Der Zweck des hohen Intensitätstrainings ist eine kurze und sehr effektive Intensität, die auf Muskeln wirkt, um den Anstieg des Muskelwachstums zu fördern. Ebenfalls zeichnet sich das HIT Training durch eine kurze Trainingszeit aus (mehr willst Du mit dieser Methode auch ehrlich gesagt nicht trainieren...)

Trotz Zeiteinsparungen während der Trainingszeiträume von weniger als einer Stunde unterstützt das HIT einen massiven Muskelaufbau und einen effizienten Abbau von Körperfett. Der Fokus liegt auch gerne auf einer Erschöpfung großer Muskelgruppen wie Muskeln von Rücken, Brust oder Beinen.

Normalerweise wird der Trainingsbetrag (Trainingszeitraum) um eine halbe Stunde im Vergleich zu mehreren Einheiten, die ein bis zwei Stunden dauern, verkürzt.

Ich habe jedoch festgestellt, dass es mehr oft gar nicht braucht. Ganz im Gegenteil! Es zeigt einem, wie wenig man braucht. Mach mal einen Satz Bankdrücken bis zum Muskelversagen. Und dann noch einen ... und dann ... ja, dann hast Du meist schon keine Lust mehr.

Langeweile ist meist das Problem. HIT selbst ist hocheffizient.

Immer mehr Leute denken – befeuert durch die ganzen YouTube-Sternchen – dass es 8.236 Übungen und davon 373 Winkel, um einen Muskel ausreichend zu erschöpfen. Die Wahrheit ist: Bei den meisten braucht es eine Übung, wenn sie diese denn richtig (!) machen würden.

Es ist oft einfach die Angst und Langeweile, die einen davon abhält, sich eine Übung vorzunehmen und jeden Satz bis zum Erbrechen gerade so zu schaffen!

Tom Platz – bekannt für seine legendären Beine – sagte einst: „you have to achieve failure!" – „Du musst Versagen erreichen!"

"Some people like to live without too much risk. They're satisfied leading a safe existence. This attitude of caution infiltrates into their goals. Every successful athlete – or businessperson – enjoys taking calculated risks. You have to. Especially in the gym when you're squatting 500 for reps and you can't get one more but grunt out ten. Your nose starts bleeding, you fall into the rack and that's set one." ~ Tom Platz

(zu Deutsch: Manche Menschen mögen es, ohne Risiko zu leben. Sie sind zufrieden mit einem sicheren Dasein. Doch das gefährdet ihre Ziele. Jeder erfolgreiche Athlet – oder jede erfolgreiche Businessperson – liebt es, kalkulierte Risiken einzugehen. Das musst Du auch. Besonders im Gym, wenn Du mit 250 Kilo Kniebeugen machst (oder halt 100 Kilo) und Du keine einzige Wiederholung mehr schaffst, aber Du Dir 10 vorgenommen hast. Deine Nase fängt an zu bluten, Du kannst kaum noch stehen und fällst in Dir zusammen. Das ist Satz Nummer 1." – Tom Platz.

Ich schwöre Dir, wenn Du mit dieser Einstellung ins Training gehst, dann braucht es nicht mehr. In Wahrheit wünschst Du Dir nach 20 Minuten wahrscheinlich schon, dass das Training rum wäre ...

Das ist das HIT-System ...

Oder man trainiert nach dem System des Volumentrainings, bei dem man zusammengerechnet sehr viele Übungen, Sätze und Wiederholungen macht.

Beim Volumentraining ist der Vorteil definitiv der metabolische Stress, also der Stress für den Körper, den Stoffwechsel sauber zu gewährleisten, gefolgt mit einem herausragenden Pump für die Muskulatur, was den Muskeln signalisiert: Wir müssen wachsen! Die Zellstruktur reicht nicht aus!

Es kommt halt immer ein wenig drauf an, was Du für ein Typ bist.

Ich sage es so, wie es ist. Wenn Du Angst vor der Intensität des HIT-Systems hast und Dich erst einmal an ein Training gewöhnen möchtest, starte mit Volumentraining.

Dort attackierst Du einen Muskel mit verschiedenen Übungen. Das ist wohl auch die weit verbreitetste Trainingsart. Kein Wunder, dass manche Trainierenden – obwohl sie bereits drei Jahre trainieren – aussehen, als hätten sie sich gerade erst angemeldet. Ungeachtet der unsauberen Ernährung natürlich.

Allerdings kann das Volumentraining wie gesagt auch sehr nützlich sein, sonst würde ich es nicht anführen.

Wenn Du beispielsweise eher der kräftige Typ von Haus aus bist, solltest Du Dich mal an Volumentraining versuchen. Das wird Deinen Stoffwechsel auf ungeahnte Hochtouren bringen und auch Deine Kapillardichte erhöhen, was Dir eine verbesserte Durchblutung sichert.

Auch mache ich ab und an das Volumentraining, wenn ich merke, dass ich noch zu kaputt von den vorherigen Trainingseinheiten bin. Denn mach Dir eines bewusst: das HIT-System bedarf auch volle Konzentration.

Wenn Du also nicht voll konzentriert an die Sache gehen kannst, steig lieber kurzfristig auf das Volumentraining um. Eine Verletzung ist der Ego-Push definitiv nicht wert.

Beide Systeme haben eines gemeinsam. Man geht bis zum Limit. Ob man nun drei Übungen mit jeweils vier Sätzen und jeweils zehn Wiederholungen für die Brust gemacht hat oder nur eine Übung mit drei Sätzen und zehn Wiederholungen, aber da direkt bis zum Versagen gegangen ist.

Vereinfacht gesagt: Manchmal ist weniger mehr, wenn Du dabei bis zum absoluten Versagen gehst.

Weil das aber für viele mental und körperlich zu hart ist, kann man ein ähnliches Ergebnis auch über viele Sätze und Übungen erreichen.

Wichtig ist an dieser Stelle lediglich, dass Du eine gesunde Abwechslung drin hast. Wenn Du beispielsweise sonst eher der Ausdauersportler bist, solltest Du eher das HIT-System wählen als das Volumentraining, weil Du das Volumentraining vermutlich eher schaffen wirst.

Denn eines musst Dir vergegenwärtigen: Deine Muskeln wachsen besonders dann, wenn Du Deinem Körper signalisiert: Pass auf, das bist Du nicht gewohnt!

Oder, wie Arnold gerne sagt: „You have to shock the muscles!"

Wenn Du Dich an das HIT-System gewöhnt hast, kannst Du auch step by step beide System miteinander verbinden. So mache ich nach ein paar Wochen HIT auch ein paar Supersätze aus dem Volumentraining, um den metabolischen Stress neben dem mechanischen Stress zu erhöhen.

Anfängerpläne

Hier nun ein paar Pläne. Die Wiederholungszahlen variieren natürlich je nach Zyklusart. Wenn Du im ersten Zyklus bist, also dem (Kraft-)Ausdauerzyklus bist, machst Du bitte zwischen zwölf und 15 Wiederholungen.

Im Hypertrophiezyklus acht bis zwölf Wiederholungen und im Kraftzyklus drei bis sechs Wiederholungen.

Die Sätze können dann auch variieren. Manchmal kann es sinnvoll sein, nur zwei Sätze zu machen und manchmal hingegen fünf. Das musst Du beobachten, indem Du schaust, inwieweit Dich das Training fordert.

Außerdem sollte das Training nur etwa 45 Minuten bis anderthalb Stunden dauern. Zieh also durch und verquatsche Dich nicht!

Falls Du zu Hause oder ohne Geräte trainierst, kannst Du die Übungen natürlich mit Übungen austauschen, die den gleichen Muskel ansprechen.

Ganzkörpertraining

Hierbei solltest Du viel Wert auf die saubere Ausführung der sogenannten „Grundübungen" legen. Das sind oftmals „mehrgelenkige Verbundübungen", die mehrere Muskeln und Gelenke beteiligen.

Denn mehrere Studien haben bereits gezeigt, dass, wenn man die Grundübungen richtig ausführt, man sich Isolationsübungen sparen kann, weil alle beteiligten Muskeln wachsen.

Was meine ich damit? Und was sind überhaupt „Grundübungen"?

Die Grundübungen sind, je nach Definition (in Klammern die beteiligten Muskeln):

- **Bankdrücken** (Brust, Schultern, Bauch, Trizeps, Bizeps auch unter Umständen ein wenig, Trapezius ein wenig und Rücken auch ein wenig),
- **Klimmzüge** (Bauch, Unterrücken, Rücken, Bizeps, hintere Schulter, Brust ein wenig, Trapezius),
- **Kniebeuge** (Oberschenkel, Po, Waden, Bauch, Unterrücken),
- **Kreuzheben** (nahezu der ganze Körper),
- **Military Press/Schulterdrücken mit Langhantel oder Kurzhanteln** (Schultern, Brust, Trizeps, Trapezius, Bauch, unterer Rücken)
- **Plank** (Nahezu der ganze Körper als Stabilisator),
- **vorgebeugtes Rudern** (Rücken, Bizeps, hintere Schulter, Unterrücken, hintere Beinmuskulatur),
- **evtl. Überzüge** (Rücken, Brust, Trizeps, Bauch, Unterrücken),

Du siehst also, dass diese Übungen viele Muskeln an der Bewegung beteiligen. Dadurch werden die jeweiligen Muskeln natürlich gereizt, wenn auch nur mittelbar.

Jedoch bedarf es laut mehrerer Studien manchmal keiner eigenständigen „Isolationsübungen" mehr, um beispielsweise den Bizeps oder die Waden ausreichend zu trainieren.

Das bezweifle ich zwar, weil dieser mittelbare Reiz wahrscheinlich irgendwann nicht mehr reicht und man die kleineren Muskeln zusätzlich belasten muss, damit sie weiterhin wachsen.

Jedoch solltest Du es für Dich ausprobieren, ob Deine kleineren Muskeln, die nur mittelbar beteiligt sind, noch eine extra Einheit zum Wachsen brauchen oder ausreichend mittrainiert werden.

Ein Plan könnte gemäß den Grundsätzen aus diesem Buch also so aussehen:

Für Anfänger (ich empfehle diese Einheit zwei bis drei Mal die Woche zu machen, mit einem Tag Pause dazwischen)

Übung	Sätze x Wiederholungen
Beinpresse/Kniebeuge an der Multipresse	3 x 12 bis 15
Brustpresse	3 x 12 bis 15
Latzugmaschine (Rücken)	3 x 12 bis 15
Bauchmaschine	3 x 12 bis 15
Schulterdrückmaschine	3 x 12 bis 15
Unterrückenmaschine	3 x 12 bis 15

Ich habe hauptsächlich Maschinentraining gewählt, damit Du Dich als Anfänger erst einmal an die Ausführungen gewöhnst und Dich nicht verletzt.

Übrigens schwören einige sehr erfolgreiche Bodybuilder auf Maschinentraining, weil man sich damit meist isoliert auf den Zielmuskel konzentrieren und ihn dadurch bestmöglich fordern kann. Bei Freihantel-Übungen sind meist noch Synergisten (unterstützende Muskeln) gefordert, was dazu führt, dass der Körper als Gesamtorganismus einfach schneller ermüdet. Dadurch hat man dann generell weniger Kraft und kann die Übung nicht mehr so durchziehen, wie es für den Zielmuskel eigentlich angebracht wäre.

Doch kommen wir zurück zum Maschinentrainingsplan:

Wähle ein Gewicht, mit dem Du gerade so zwölf Wiederholungen schaffst und mach dann 15, damit Du Deine Muskeln direkt forderst, mehr zu leisten.

Mache zwischen den Sätzen maximal 60 Sekunden Pause, falls Du es schaffst. Und wärme Dich vorher mit Cardio so ca. zehn Minuten auf. Am Ende gehst Du auch noch einmal fünf Minuten laufen oder Rad fahren.

Ober-/Unterkörper-Split

Beispielverlauf: Montag Einheit 1; Dienstag Pause; Mittwoch Einheit 2; Donnerstag Pause; Freitag Einheit 1 usw.

Vor jeder Einheit wärmst Du Dich bitte zehn Minuten auf. Nach jeder Einheit machst Du fünf Minuten noch einmal Cardio. An den Pausentagen dehnst Du alle Muskeln, außer Du hast extremen Muskelkater! Dann lockerst Du diese Muskulatur bitte nur leicht.

<u>Einheit 1: Unterkörper</u>

Übung	Sätze x Wiederholungen
Beinpresse	3 x 12 bis 15
Beinbeuger liegend	3 x 12 bis 15
Beinstrecker	3 x 12 bis 15
Bauchmaschine	3 x 12 bis 15
Rückenstrecker	3 x 12 bis 15

Adduktoren- und Abduktorenmaschine	3 x 12 bis 15

Einheit 2: Oberkörper

Übung	Sätze x Wiederholungen
Latzugmaschine	3 x 12 bis 15
Rudermaschine	3 x 12 bis 15
Brustpresse oder Butterfly	3 x 12 bis 15
Schulterdrücken	3 x 12 bis 15
Trizepsmaschine	3 x 12 bis 15
Bizepsmaschine	3 x 12 bis 15

3er Split

Dabei wird das Ganzkörpertraining auf drei Tage aufgeteilt. Am besten machst Du Montag Einheit 1, Dienstag Pause, Mittwoch Einheit 2, Donnerstag Pause, Freitag Einheit 3 und am Wochenende Cardio, indem Du zum Beispiel Laufen gehst.

Einheit 1: Trizeps, Schultern, Brust

Übung	Sätze x Wiederholungen
Trizepsmaschine	3 x 12 bis 15

Schulterdrückmaschine	3 x 12 bis 15
Seithebenmaschine	3 x 12 bis 15
Brustpresse	3 x 12 bis 15
Butterfly	3 x 12 bis 15

Einheit 2: Bauch, Beine

Übung	Sätze x Wiederholungen
Bauchmaschine	3 x 12 bis 15
Beine anheben hängend	3 x 12 bis 15
Beinpresse	3 x 12 bis 15
Beinbeuger	3 x 12 bis 15
Beinstrecker	3 x 12 bis 15
Adduktoren- und Abduktorenmaschine	3 x 12 bis 15

Einheit 3: Unterrücken, Rücken, Bizeps

Übung	Sätze x Wiederholungen
Rückenstrecker	3 x 12 bis 15

Latzugmaschine	3 x 12 bis 15
Rudermaschine	3 x 12 bis 15
Bizepsmaschine	3 x 12 bis 15
Reverse Butterfly	3 x 12 bis 15

Abschließend möchte ich noch einmal daran erinnern, dass Du in jedem vier- bis sechswöchigen Zyklus diese Pläne machen kannst. Der einzige Unterschied, ob Du (Kraft-)Ausdauer, Hypertrophie oder Kraft trainierst, liegt in der Anzahl der Wiederholungen und dem dementsprechenden Gewicht.

Fortgeschrittenenpläne

Hier steigen wir nun auf freie Gewichte um. Falls Du noch nicht so erfahren bist, Dich aber an freie Gewichte herantrauen möchtest, dann hol Dir bitte einen Trainer, der Deine Ausführung im Blick hat und fange mit kleinen Gewichten an.

Oder mixe die Pläne. Schaue Dir an, welchen Muskelbereich die einzelnen Übungen trainieren und variiere nach Belieben.

Ganzkörpertraining

Empfohlene Aufteilung in der Woche: Montag Training, Dienstag & Mittwoch Pause, Donnerstag Training usw.

Übung	Sätze x Wiederholungen
Kreuzheben	3 x 12 bis 15

Klimmzüge	3 x 12 bis 15
Kniebeuge	3 x 12 bis 15
Bankdrücken	3 x 12 bis 15
Military Press im Supersatz mit Seitheben	3 x 12 bis 15
Plank	3 x 30 bis 60 Sek. Je nach Können

Ober-/Unterkörper-Split

Einheit 1: Unterkörper

Übung	Sätze x Wiederholungen
Kniebeuge	3 x 12 bis 15
Kreuzheben	3 x 12 bis 15
Beinbeuger	3 x 12 bis 15
Bauch hängend; Beine auf Kinnhöhe heben	3 x 12 bis 15
Bauchmaschine	3 x 12 bis 15

Einheit 2: Oberkörper

Übung	Sätze x Wiederholungen
Klimmzüge	3 x 12 bis 15

Rudern vorgebeugt	3 x 12 bis 15
Military Press im SS mit Seitheben	3 x 12 bis 15
Vorgebeugtes Seitheben SS mit Bizepscurls	3 x 12 bis 15
Bankdrücken	3 x 12 bis 15

3er-Split plus Cardio

Zusätzlich zu dem 3er-Split wird eine Cardioeinheit am Wochenende absolviert.

Einheit 1: Beine, Bauch, Unterrücken

Übung	Sätze x Wiederholungen
Kreuzheben	3 x 12 bis 15
Kniebeuge	3 x 12 bis 15
Hängendes Beinheben	3 x 12 bis 15
Bauchmaschine	3 x 12 bis 15
Beinbeuger	3 x 12 bis 15

Einheit 2: Rücken, Bizeps

Übung	Sätze x Wiederholungen
Klimmzüge	3 x 12 bis 15
Vorgebeugtes Rudern	3 x 12 bis 15
Vorgebeugtes Seitheben	3 x 12 bis 15
Bizepscurls mit SZ-Stange	3 x 12 bis 15
Hammercurls	3 x 12 bis 15

Einheit 3: Trizeps, Brust, Schultern

Übung	Sätze x Wiederholungen
Trizeps am Kabelturm mit Seil	3 x 12 bis 15
Bankdrücken	3 x 12 bis 15
Cablecrosses (Fliegende am Kabel)	3 x 12 bis 15
Military Press	3 x 12 bis 15
Seitheben mit Kurzhanteln SS Seitheben am Kabel von unten	3 x 12 bis 15

Kapitel 13: Warum „einfach machen“ gar nicht so einfach war

Bisher hast Du alles bekommen, was Du benötigst, um Deinen Traumkörper aufzubauen. Wirklich. Mehr ist es nicht.

Ich weiß jedoch aus eigener Erfahrung, dass manchmal alles im Universum etwas dagegen hat, dass es so einfach ist ...

Es gibt Tage, da fühlst Du Dich, als könntest Du Bäume ausreißen. An anderen hast Du vielleicht das Gefühl, als ob Deine Seele Deinen Körper über Nacht verlassen und eine fleischliche Hülle zurückgelassen hat .... Du fühlst Dich dann einfach irgendwie ausgelaugt.

Dazu kommt dann noch ein gewisser Stresspegel, den wir in unserer Leistungsgesellschaft meist haben und der uns auslaugt UND dann noch – als wäre das nicht genug – die freundschaftlichen, familiären Verpflichtungen.

Zusammengefasst lässt sich sagen, dass die meisten Menschen:

1) Wenig Zeit für Sport haben.
2) Nicht in der körperlichen/seelischen Verfassung sind, Höchstleistungen abzurufen.

Das ist bei mir genauso. Ich bin auch kein Überflieger, der immer top motiviert ist und von Energie nur so strotzt und das sind meine Fitness- und Bodybuildingfreunde auch nicht.

Warum erreichen wir dann trotzdem unsere Ziele und andere nicht?

„Weil ihr das schon so lange macht", wird dann oft gesagt. Als ob es dann leichter wäre ... ganz im Gegenteil! Es ist frustrierender!

Wenn ich mal eine Woche oder zwei Wochen keinen Sport mache, merke ich sofort einen gewissen Leistungseinbruch. Daraufhin dann bei einem niedrigeren Niveau wieder zu starten, ist einfach nur frustrierend (vor allem, wenn das immer und immer wieder geschieht).

Versteh mich nicht falsch. Das soll kein Jammern sein. Ich möchte damit nur klarstellen, dass wir –öfter als Du denkst – in einem Boot sitzen.

Doch was machen die meisten sportlich erfolgreichen Menschen anders als der Durchschnitt, der dann sagt: „Sport ist nichts für mich", „mir fehlt die Motivation", usw.?!

WAS IST DER ERFOLGSFAKTOR???

Boa, es ist so banal ... aber das ist das Problem und ich erklär Dir gleich warum.

Der Erfolgsfaktor ist stumpfe, dumpfe Geduld. Und ich meine es so, wie ich es schreibe. Du musst einfach ganz stumpf und dumpf geduldig sein.

Das steckt auch hinter diesem Slogan „einfach machen".

Doch pass auf! Du erfährst jetzt:

1) Warum es gar nicht so einfach ist, obwohl es einfach ist (ja ich weiß, ist verwirrend, aber die Lösung kommt).
2) Wie Du diese Problematik umgehst (und somit ein-für-allemal löst).

Einfach machen ... einfach machen ... JA WENN ES DOCH SO EINFACH WÄRE!

Von wem bekommst Du diesen Ratschlag eigentlich? Gibst Du ihn Dir selbst oder ist es oft ein Außenstehender, der Dir diesen Ratschlag gibt?

Lass mich raten: Es ist oft ein Außenstehender, oder?

Und warum „machst Du es dann nicht einfach", denn letzten Endes hat er ja recht! Nun, weil Du ja <u>in Deiner Haut</u> steckst. Du fühlst Dich nun mal kaputt, schlapp, lustlos, antriebslos oder, oder, oder ...

Der Außenstehende fühlt sich so nicht. Deshalb kann er Dir ja auch so „trocken" diesen Tipp geben.

Dein Problem ist jedoch, dass Du Deine Gefühle und Situation überwinden musst, um es „einfach zu machen".

Diesen Unterschied zwischen „Innenansicht" und „Außenansicht", habe ich für mich damals auch erkannt UND DAS WAR DER GAMECHANGER!

Bevor ich jedoch erkläre, wie Du diesen Gamechanger für Dich in der Praxis anwenden kannst, muss ich noch einmal kurz ausholen und Dir erklären, warum dieser Switch von Innen- und Außenansicht so wichtig ist.

Du bist nicht Deine Emotionen!

Da steht es bereits. Du bist nicht Deine Emotionen.

Emotionen sind schön und gehören sicherlich zum Leben dazu. Man stelle sich einfach einmal ein Leben ohne Emotionen vor. Das wäre doch grau und trist.

Doch manchmal braucht man Emotionen einfach nicht, vor allem wenn es die falschen Emotionen sind. Also Emotionen, die gerade nicht in die Situation passen ... wie ein Lachen bei einer Beerdigung oder eben Lustlosigkeit, bevor Du Sport machen willst ...

Das Trügerische und Problematische an Emotionen ist jedoch ihr spontanes Aufkommen zu einem unpassenden Zeitpunkt. Ach ne, Moment. Das ist ja gar nicht so problematisch. Zumindest dann nicht, wenn man sich von ihnen nicht beeinflussen lassen würde.

Stell Dir vor, jemand beleidigt Dich auf offener Straße. Ziemlich gemein, oder? Nicht, wenn Du gerade Deine Lieblingsmusik mit Kopfhörern im Ohr genießt.

Bestimmte Emotionen zur falschen Zeit werden also erst dann problematisch, wenn Du Dich von ihnen vereinnahmen lässt.

„Aber was soll ich denn tun, wenn mich die Lustlosigkeit überkommt?!“, fragst Du jetzt vielleicht.

Dazu eine kleine Geschichte, wie ich es damals immer gemacht habe.

Während meines Jura-Studiums hatte ich von morgens bis abends Vorlesungen. Vielleicht hatte ich mal zwei Stunden zwischendurch frei. Das war es dann aber auch.

Doch ich wollte viel erreichen.

Neben dem Studium hatte ich deshalb drei Mal pro Woche Kampfsporttraining. Doch ich wollte auch Muskeln aufbauen und einen „filmreifen“ Körper haben, so wie Michael Jay White – siebenfacher Schwarzgurt. Google ihn einfach einmal, wenn Du fertig gelesen hast.

So hatte ich Montag abends Karate-Training, Dienstag abends von 20-22 Uhr Capoeira(brasilianischer Kampftanz) und Donnerstag Ju-Jutsu. Mittwochs, freitags und samstags habe ich dann noch Muskelaufbau-Training eingebaut.

Du kannst mir eines glauben. Motiviert, voller Energie und Tatendrang war ich vielleicht im Jahr so zehn Mal. Den Rest der Zeit erging es mir wie Dir vielleicht.

Wenn ich von der Uni nach Hause kam und mich auch nur fünf Minuten im Bett oder auf dem Sofa ausgeruht habe, war sofort die Luft raus.

Also trainierte ich entweder direkt, wenn ich von der Uni kam, um im Schwung zu bleiben.

(Das ist übrigens ein Tipp, dem ich jedem Angestellten auch gerne gebe. Einfach vor oder nach der Arbeit trainieren. Dann hat man einen festen Zeitpunkt und eine gewisse Routine stellt sich ein.)

Wenn ich allerdings nicht direkt nach der Uni trainierte und mich mal etwas ausgeruht hatte, hatte ich vermutlich ein ähnliches Problem wie Du. Ich kam nicht mehr hoch. Es war einfach so gemütlich, der innere

Schweinehund freute sich kringelschwanzwedelnd und ich wurde immer müder und lustloser.

Denn ich sehe unseren Körper manchmal auch so ein bisschen wie eine Schneekugel. Wenn Du die Schneekugel in Bewegung bringst, verteilen sich auch die Teilchen darin. Wenn Du die Schneekugel irgendwo hinstellst und das Wasser zur Ruhe kommt, setzen sich Teilchen ab.

So ähnlich wie in unserem Körper. Man muss das Blut schon in Wallung bringen, damit Schwung in den Körper kommt. Wenn man sich allerdings gemütlich hinsetzt oder sogar hinlegt, schaltet der Körper auf Autopilot und fährt die Systeme runter. Ein Teufelskreis der Müdigkeit und Lustlosigkeit also.

Das hatte ich zwar damals auch schon GEWUSST und erkannt, aber als ich dann IN der Situation war, was es etwas ganz anderes ... dann SPÜRTE ich die Realität.

Doch ich kam trotzdem aus der Situation raus. Und zwar, indem ich zwei wertvolle Strategien verfolgte.

1) Rauszoomen
2) Step-by-Step

Was meine ich damit?

Beim Rauszoomen geht es darum, sich selbst mental (!) AUS der Situation zu bringen. Du nimmst Dich selbst also objektiv (von außen) wahr. So als ob Du einen Film über Dich selbst schauen würdest.

So sah ich mich da also im Bett liegen und besann mich meiner Ziele. Ich fragte mich: „Wenn er (also ich) weiter da so rumliegt, wird er dann seine Ziele erreichen?"

Die Antwort war natürlich ganz klar „Nein!".

Gut, das ist jetzt zwar keine Magie, das gebe ich zu. Allerdings hilft diese Technik zumindest schon einmal dabei, sich AUS der Situation zu lösen und nicht IN ihr gefangen und von den Emotionen übermannt worden zu sein.

Denn wenn man sich IN der Situation befindet, kommt man nicht so leicht da raus. Es sei denn, man begibt sich mental schon einmal daraus und gibt sich – wie Coach Ben – von außen einen Tipp, was man nun tun sollte.

Doch dann sollte man Strategie 2) berücksichtigen.

Strategie 2 ist die „Step by Step"-Strategie und wird von vielen massiv (!) unterschätzt. Viele kennen sie, aber nur die wenigsten wenden sie im Bedarfsfall wirklich an.

Als ich mich damals von außen betrachtet im Bett liegen sah, fragte ich mich, was „Faulenzer-Ben" wohl jetzt tun konnte, um sich aufzuraffen und zu trainieren. Die Möglichkeiten waren vielfältig und egal, wofür ich mich dann entschied, es ging erst einmal nur darum, „den Stein" ins Rollen zu bringen.

Dazu auch eine kleine Geschichte einer 82-jährigen Frau, die die „Step by Step"-Strategie ebenfalls erfolgreich anwendete. Diese nahm sich nämlich viel vor ... sie wollte es in ihrem Alter noch einmal so richtig wissen und lief beim Boston Marathon mit einer Länge von 42,195 km mit.

Als sie es ins Ziel schaffte, waren alle verblüfft.

Dass so eine alte Dame überhaupt diese Strecke schaffte, war beachtlich! Deshalb wurde sie vermutlich auch direkt nach Einlaufen ins Ziel gefragt, wie sie das geschafft hatte. Darauf antworte sie: „Nun, wenn ich ehrlich bin, war das eigentlich ganz einfach. Ich habe einfach einen Schritt nach dem anderen gemacht und dann war ich irgendwann im Ziel."

So einfach kann es gehen, wenn man es so sieht wie die alte Dame.

Wir haben halt das Problem, dass wir immer nur das Gesamtziel vor Augen haben. Die 42 km. Dadurch erscheint uns der Marathon natürlich wie eine Mammutaufgabe. Doch einen Schritt nach dem anderen zu machen, schafft jeder und das ist der Schlüssel der „Step by Step"-Strategie.

Zurück zu meiner Situation. Manchmal war der erste wichtige Schritt nämlich einfach nur einmal aufzustehen. Mehr nicht. Nur aufstehen (oder wenn man liegt, sich aufzurichten). Baby-Steps eben.

Nachdem ich diesen Schritt getan hatte, befand ich mich in einer neuen Situation. Ich stand zum Beispiel in meinem Zimmer und dann hatte ich die Wahl. Wieder hinlegen oder zu meinem Schrank gehen und meine Sportsachen raussuchen? Es war dann plötzlich so einfach ...

Natürlich ging ich zum Schrank, wenn ich schon einmal stand.

Dann kam der nächste Schritt, dann der nächste und dann der nächste ...

Der wichtigste Schritt jedoch war der erste und den kannst Du gerne so klein wählen, wie du es für richtig hältst. Richte Dich auf, steh auf, schalte den Fernseher aus. Irgendeinen kleinen ersten Schritt zumindest mal. Das ist alles. Wirklich.

Manchmal denken wir einfach zu groß.

Klar, wenn ich auf den Mount Everest möchte, im Tal stehe und nach oben schaue, denke ich mir wahrscheinlich auch: „Oh, ich glaube, das packe ich nicht!".

Wenn ich allerdings einfach nur erst einmal in den „Bergsteiger-Store" gehe und mir passende Kleidung und Accessoire zulege, dann bin ich schon einmal einen kleinen Schritt näher ...

Und wenn ich dann erst einmal zur ersten Etappe gehe, bin ich schon wieder einen Schritt näher.

Manchmal muss man sich einfach ganz stumpf NUR auf den nächsten Schritt konzentrieren.

Doch dafür muss man zunächst „rauszoomen" und sich selbst von außen betrachten. Diese Kombi ist so mächtig, obwohl sie relativ einfach ist.

Probiere es einfach einmal selbst. Zoom mal mental raus und stell Dir einfach einmal vor, wie Du vor diesem Buch hier sitzt und dabei von außen vielleicht aussiehst. Sie ehrlich. Du hast es bereits beim Lesen der Zeilen schon getan? Es ist eben so einfach!

Wenn Du also einmal ein „Tief" haben solltest:

1) zoom aus der Situation raus,
2) besinn Dich auf Deine Ziele,
3) bestimme den ersten kleinsten Schritt und
4) mach ihn dann (ganz stumpf).

Das ist so mächtig, dass es manchmal schon lächerlich ist, wie einfach es gleichzeitig ist.

Ach, und da fällt mir noch etwas ein ...

Was ist denn, wenn Du einmal richtig kaputt vom vorherigen Training bist? Das erfährst Du im nächsten Kapitel!

Kapitel 14: Leiden ist okay, aufgeben nicht!

Okay, schön und gut, was Du im letzten Kapital erfahren hast. Aber wie ist es denn, wenn Du nicht nur kaputt von der Arbeit bist und Dich deshalb mal kurz ausgeruht hast, sondern Du noch echt schlapp vom letzten Training bist ...

Sodass jede Bewegung irgendwie schwerer ist als sonst ... dann solltest Du doch Pause machen, oder?

Nein, solltest Du nicht. Du solltest genau jetzt weiter machen!

Doch Vorsicht! Das betrifft nur Situationen, wo Du Dich etwas schlapp fühlst, aber eigentlich Sport auf dem Plan steht.

Lass es mich Dir genauer erklären ...

Power durch Pause

Eines ist ganz klar: die Pause – im Sinne einer Regenerationszeit – ein Erfolgsfaktor für gelingendes Muskelwachstum. Denn in der Pause wachsen die Muskeln, wie ich Dir bereits am Anfang des Buches erklärt hatte.

Während des Trainings werden die Muskeln nämlich belastet und zum Teil auch zerstört (wobei das mit BCAAs als Muskelschutz weitestgehend verhindert werden kann). Dies ist dann die katabole (muskelabbauende) Phase.

Diese Phase geht weiter, wenn Du nicht in regelmäßigen Abständen die passende Nahrung zu Dir nimmst (mit mindestens 20 Gramm Protein als Daumenregel).

Das heißt: Wenn Du nach dem Training nicht relativ zeitnah Protein zu Dir nimmst und regelmäßig erneut zuführst, befindest Du Dich in der katabolen (muskelabbauenden) Phase. Ebenso übrigens, wenn Du zu früh wieder trainierst, bevor das Prinzip der Superkompensation greift (wie in Kapitel 6 beschrieben).

Wenn Du Dir jetzt allerdings genügend Pause zur Regeneration nimmst und Dich passend ernährst, füllen sich die Reserven wieder auf, die Muskeln bauen sich wieder auf, regenerieren sich und werden – über das Ausgangsniveau hinaus – größer und stärker.

Doch darüber hinaus hat eine „perfekte" Pause (nicht zu kurz, nicht zu lang) noch etliche weitere positive Nebeneffekte. Zu all diesen Faktoren hat Prof. Dr. Ingo Böse – seines Zeichens Professor für Prävention und Rehabilitation an der Deutschen Sporthochschule Köln, mit dem Schwerpunkt Gesundheitswissenschaften – ein gleichnamiges Buch (Power durch Pause) geschrieben. Dieses habe ich Dir hier verlinkt.

So wird in der Sportmedizin angeführt, dass es unterschiedliche Pausenlängen je nach Belastungsgrad gibt.

Nach 4-8 Minuten

Nach vier bis acht Minuten füllt sich der Kreatinphosphat-Speicher wieder auf, der für die Kraft zuständig ist – deshalb soll man ja auch „Kreatin" als Nahrungsergänzungsmittel zu sich nehmen, wenn man seine Kraft erhöhen und damit seinen Muskelaufbau voranbringen möchte.

Nach 15-20 Minuten

Nach 15-20 Minuten Regenerationszeit sinken die Laktatwerte wieder auf einen Normalwert. Laktat ist das Salz der Milchsäure und wird im Muskel durch die Verwertung von Kohlenhydraten gebildet.

Da wir immer eine gewisse Menge an Kohlenhydraten verbrauchen, wird auch immer Laktat produziert. Daher haben wir immer einen gewissen Lakatspiegel. Dieser liegt in Ruhe bei den meisten Menschen bei ca. 1,0 mmol/Liter Blut (physikalische Einheit für Stoffmenge pro Liter Blut).

Wenn Du nun exzessiv Sport treibst, wird der Körper natürlich, da Kohlenhydrate Energieträger sind, diese verwerten und den Laktatspiegel steigen lassen.

Laktat an sich ist also nichts Schlechtes, allerdings die Wasserstoffionen, die damit einhergehen und den Körper Stück für Stück ermüden. Dies ist vielleicht vergleichbar mit ein paar Gegenständen im Rucksack.

Eine Flasche Wasser und ein paar Orangen im Rucksack mögen sich leicht auf Deinen Schultern anfühlen ... doch, wenn man nach für nach weitere hinzufügt, wird es immer schwerer und anstrengender für Dich und so ähnlich ist das, wenn sich der Laktatwert erhöht.

Früher ging man übrigens davon aus, dass ein erhöhter Laktatwert verantwortlich für Muskelkater sei. Dies ist allerdings schon seit Längerem widerlegt. Ebenso wie, dass ein erhöhter Laktatwert die Leistungsfähigkeit per se mindern würde.

Aber das Gegenteil ist der Fall, wie Du bereits gesehen hast. Es wird unter anderem zur Energiegewinnung und sogar als Stimulus zur Wundheilung bzw. Gefäßneubildung diskutiert und somit könnten hohe Laktatwerte quasi eine Art „Höhentraining" bewirken.

Wenn Du also jemanden sagen hörst, dass Laktat schlecht sei, kannst Du ihn hiermit schnell eines Besseren belehren. Besonders mit Hinblick darauf, am Ende eines Dauerlaufs vielleicht noch mal einen kleinen Sprint hinzulegen, soll wahre „Vitalitätswunder" bewirken.

Nach 60-90 Minuten

Nach 60-90 Minuten wird dann meist die zurückliegende Belastung schon verarbeitet und erste Aufbauprozesse beginnen. Deshalb ist es dann ja auch so wichtig, die erste Mahlzeit zu konsumieren und direkt nach dem Training vielleicht bereits einen Proteinshake konsumiert zu haben, um eben diese Aufbauprozesse zu unterstützen.

Wenn in diesem Zeitraum dem Körper nicht die Nährstoffe zuführt, die er benötigt, befindet sich der Körper weiterhin im katabolen (muskelabbauenden) Zustand. Denn die Zeit nach der Belastung ist für den Körper immer noch ein wenig Stress. Der Stoffwechsel ist noch angeregt, aber es gibt keine Nährstoffe, die er verwerten könnte. Der Körper läuft also im Leerlauf. Wie beim Auto, wenn man im Leerlauf Gas gibt. Dann wird weiter der Sprit verbraten, ohne dass man auch nur einen Zentimeter vorankäme.

Nach 2-4 Stunden

Nach zwei bis vier Stunden werden die ersten neuromuskulären Funktionen wiederhergestellt, die aufgrund der vorherigen Belastung vielleicht etwas zerstört wurden. Deshalb fühlt man sich nach dem Training auch ein wenig „nicht ganz bei sich". Zumindest dann, wenn es sich um ein ziemlich intensives Training handelt.

Sagen wir es mal so: Zum Parabelberechnen in einer Matheklausur wäre ich nicht mehr wirklich in der Lage – ist aber auch fraglich, ob ich das unabhängig vom Training jemals war...

Nach 6-24 Stunden

Nach sechs bis 24 Stunden werden jedenfalls die Glykogenspeicher in der Leber wieder aufgefüllt.

Vereinfacht gesagt ist Glykogen ein Speichermedium für Kohlenhydrate und pflanzlicher Stärke ähnlich. Es wird mit der Nahrung, vornehmlich durch den Verzehr von Zucker und Kohlenhydraten, aufgenommen.

Glykogenspeicher befinden sich überall im Körper: in den Muskeln und Nieren sowie der Leber und dem Gehirn. Der größte Glykogenspeicher ist in den Muskeln, dort befinden sich zwei Drittel des im Körper befindlichen Glykogens. Je trainierter ein Mensch ist, desto größer ist die Kapazität seines Glykogenspeichers. Ein sportlich nicht-aktiver Mensch kann 300 bis 400 Gramm Glykogen in den Muskeln speichern, Sportler können die Kapazität des Speichers auf bis zu 600 Gramm erweitern.

Glykogen kann zudem in den Fettzellen vorkommen. Dort wird es gespeichert, wenn die restlichen Glykogenspeicher bereits voll sind. Solch ein Zustand entsteht in der Regel durch ein Überangebot von Glucose beziehungsweise einem übermäßigen Konsum von Kohlenhydraten.

Glykogen hat im Körper unterschiedliche Funktionen, die abhängig davon sind, wo das Glykogen eingelagert ist.

Glykogen in den Muskeln spielt für die Muskelversorgung eine große Rolle. An der Regulierung des Blutzuckerspiegels ist lediglich der Glykogenspeicher der Leber beteiligt.

Ebendieser Speicher wird dann in den ersten 24 Stunden nach dem Training wieder aufgefüllt, um einen stabilen Blutzuckerspiegel zu gewährleisten.

Als einziges Organ des menschlichen Körpers ist die Leber in der Lage, durch die Hilfe des Enzyms Glucose-6-Phospatase Glykogen in lebenswichtige Glucose umzuwandeln. Registriert der Körper, dass der Blutzuckerspiegel sinkt, wird das Enzym sofort aktiv. Ein Prozess, der eine lebensgefährliche Unterzuckerung vermeiden soll. Sichergestellt wird auf diese Weise eine Versorgung der Nervenzellen und des Gehirns sowie die Bildung roter Blutkörperchen und die Regulierung der Körpertemperatur.

Der Glykogenspeicher kann nach Belieben gefüllt und geleert werden. Eine vollständige Leerung ist nicht möglich, da der Körper zur Sicherung von lebenswichtigen Funktionen ein Minimum Glykogen in diesem Speicher belässt.

Während die Ernährung von Sportlern mehr darauf abzielt, den Speicher zu füllen, wollen Menschen, die an Gewicht verlieren möchten, diesen leeren, damit der Körper beginnt, Fett abzubauen.

Durch eine reichliche Zufuhr von Kohlenhydraten soll der Glykogenspeicher vor Belastungen gefüllt werden. Gerade bei Ausdauersportarten ist es wichtig, dass der Körper auf ausreichend Energie zurückgreifen kann. Durch das Training des Fettstoffwechsels beziehungsweise der Grundlagenausdauer soll der Glykogenspeicher geschont werden, dennoch ist es vorteilhaft, wenn die Kapazität des Speichers bis aufs äußerste ausgereizt wird.

Soll der Glykogenspeicher möglichst gut gefüllt werden, sollte die Ernährung eine Reihe von kohlenhydratreichen Lebensmitteln enthalten. Zu diesem Zwecke eignen sich Nudeln, Vollkornprodukte, Reis und Kartoffeln. Wer es lieber süßer mag, kann seinen Speicher mit Fruchtsäften, Honig und Obst füllen. Gesunde Nahrungsmittel wie Gemüse und Hülsenfrüchte sind eine weitere Option.

Der Körper benötigt ein gewisses Maß an Kohlenhydraten zur Versorgung der Muskulatur. Bekommt er nicht ausreichend Energie für die Muskelversorgung zur Verfügung gestellt, beginnt er, Muskelmasse und kein Fett abzubauen.

Deshalb sollte man in der „Defi-Phase" (wo, man dem Körper dann den Feinschliff gibt, um bspw. ein Sixpack oder die Muskeln von Fett zu befreien), nicht auf Kohlenhydrate verzichten. Die Low-Carb-Diäten sind eine Gefahr für die Muskulatur. Doch dazu mehr in meinem „Sixpack-Guide".

Nach 1-3 Tagen

Je nach Belastungsintensität sind nach ein bis drei Tagen sämtliche Glykogenspeicher wiederhergestellt, besonders in der trainierten Muskulatur, sodass jetzt die Superkompensation muskulär abgeschlossen ist und bestenfalls wieder trainiert werden sollte.

Nach 3-4 Tagen

Jetzt kommt ein Punkt, den viele übersehen ...

Muskuläre Regeneration ist das eine ... Jedoch muss man den Körper als Gesamtorganismus betrachten.

Wir haben bereits gesehen, dass der Glykogenspeicher in der Leber auch eine Rolle für die muskuläre Leistung spielt. Doch genauso spielen das zentrale Nervensystem und das Immunsystem eine wichtige Rolle.

Das ist etwas, das ich lange Zeit vernachlässigt habe.

In meiner Anfangszeit mit Bodybuilding habe ich das immens missachtet und mich und meinen Körper massiv runtergewirtschaftet.

Ich habe Trainingspläne von den ganz Großen befolgt, die ich damals in „Flex" Zeitschrift gefunden habe. Das waren Pläne von Ronnie Coleman, Arnold Schwarzenegger oder Phil Heath.

Das Problem war lediglich, dass diese Herren schon etliche Jahre an intensiven Sport gewöhnt waren, eine perfekte Ernährung befolgten und natürlich auch die einen oder anderen „regenerationsfördernden" Mittelchen zu sich nahmen.

Mein Sport-Plan sah also Folgendes vor:

- Morgens nach dem Aufstehen fünf Kilometer laufen.
- Mittags Kraftsport mit den Plänen der Großen.
- Abends Kampfsport.

Und das täglich. Ja Du liest richtig. Täglich. Bis auf das Wochenende, da war Pause. Bis auf Samstagabends unterwegs zu sein natürlich – was ein junger Bursche Anfang 20 so macht. Man will ja nichts verpassen.

Das hat auch die Anfangszeit ganz gut geklappt. Mehr oder weniger. Die erste Woche war etwas schleppend, dann ging es und dann nach der 3. Woche hatte ich mir eine Erkältung zugezogen.

Gut, also hieß es eine Woche pausieren.

Danach war wieder Attacke angesagt. Ich konnte es kaum abwarten, bis es wieder losging!

Ich startete wie vor der Erkältung, hielt ganz gut durch, gewöhnte mich in der zweiten Woche wieder daran und war nach der dritten Woche wieder erkältet. Toll.

Ich erkannte, dass ich irgendetwas falsch machte. Dabei wird Sport doch nachgesagt, dass es das Immunsystem stärkt?! Ich verstand die Welt irgendwie nicht mehr.

Also ging ich in einen Nahrungsergänzungsmittel-Store und versorgte mich mit Vitaminen. Denn ich kam darauf, dass ich vielleicht durch die erhöhte Transpiration auch Salze und Mineralien ausschwitzte, die ich mir dann zeitnah wieder zuführen sollte.

Eingedeckt mit Vitaminen und Mineralstoffen ging es an den nächsten Versuch und Du kannst Dir sicherlich denken, was das Resultat war. Wieder krank.

Bis ich mal endlich darauf kam, dass das Immunsystem vielleicht etwas komplexer aufgebaut ist als die Muskulatur, die sich verhältnismäßig schnell regeneriert ...

Denn bis sich das Immunsystem vollständig regeneriert hat, kann es eben drei bis vier Tage dauern. (In der Zeit habe ich dann aber bereits neun Trainingseinheiten hinter mich gebracht, bei Wind und Wetter und umgeben von bestimmt Hunderten von Leuten, denen ich in der Zeit begegnet bin.)

Pausen zwischen den Workouts sind also ebenfalls wichtig. Wer beispielsweise einen Berglauf oder eine Speed-Einheit für ca. einer Stunde absolviert, benötigt danach 48 Stunden Regeneration. In dieser Zeit ist der Körper anfällig, weil die Zahl der weißen Blutkörperchen reduziert ist und Viren und Bakterien diese Phase leichter überstehen. Daher ist es wichtig, eine Balance zwischen Belastung und Entlastung zu finden. Sportler, die unter der Woche keine Zeit haben, sich zu bewegen, sind am stärksten gefährdet.

Sie versuchen dann „auf Krampf" (oft im Sinne des Wortes) alles am Wochenende irgendwie nachzuholen und setzen ihren Körper damit einer Höchstbelastung aus, die keine wirkliche Regenerationszeit erfährt.

Der Open-Window-Effekt

Erwähnenswert an dieser Stelle ist zudem jedoch auch der Open-Window-Effekt. Von 0 auf 100 ist genauso wenig eine gute Idee wie von 100 auf 0.

Wenn Du Deine Muskelmasse erhöhen möchtest, ohne Dein Immunsystem übermäßig zu belasten, solltest Du dies im Allgemeinen langsam und geduldig tun – nicht von null auf 100. Wenn Du zu viel und zu intensiv trainierst und vor allem zu wenig Erholungsphase einlegen, öffnet sich ein gefährliches Fenster, der sogenannte „Open Window Effekt". Der Körper ist dann extrem anfällig für Infektionen und hat es schwerer als sonst, mit einem Angriff des Immunsystems fertig zu werden. Das größte Problem ist, dass man es erst merkt, wenn es zu spät ist.

Bedingt durch eine erhöhte Cortisol-Ausschüttung (dem Stresshormon, das uns aber auch Kraft gibt und uns boostet), werden die körpereigenen Abwehrkräfte etwas in Schlaf versetzt.

Du kannst Dir Cortisol als Elite-Söldner-Einheit vorstellen, die dann kurzerhand die Abwehr übernimmt, wodurch die eigenen (Abwehr-) Truppen sich ausruhen können. Wenn die Cortisol-Ausschüttung allerdings nachlässt, zieht die Elite-Einheit sofort von dannen, ohne korrekt von den körpereigenen Truppen abgelöst zu werden.

In dieser Zeit stehen Tür und Tore für (virale) Angreifer weit offen. Besonders, wenn Du Deinem Körper dann noch weitere Belastungen zumutest.

Es gilt also die Balance zu wahren zwischen Überbelastung und zu schnell von 100 auf 0 abzufallen.

Nach 3-5 Tagen

Nach drei bis fünf Tagen haben sich Muskelarbeit, -ausdauer und das Immunsystem wieder vollständig hergestellt, sodass dann – besonders Anfänger – und wieder weitertrainieren sollten.

Fazit zur Regeneration

Du verstehst jetzt sicherlich, warum ich Anfängern meist empfehle, erst einmal zwei Mal pro Woche nur Sport zu treiben. Auch – oder besonders - wenn sie hypermotiviert sind. Es dauert einfach seine Zeit, bis der Körper sich, neben dem Alltag, an eine neue Belastung gewöhnt hat.

Letztlich soll das Training ja auch nicht nur für drei Wochen ein Sprint sein, bis man sich erkältet, wie ich damals, sondern zu einer Art Routine werden.

Dafür ist es essenziell, dass sich sowohl Muskeln als auch Sehnen, Bänder, Gelenke, das zentrale Nervensystem und das Immunsystem auch mit anpassen, um einen leistungsfähigen Körper langfristig zu gewährleisten.

Deshalb starte, wenn Du völliger Anfänger bist, erst einmal mit zwei Mal Training pro Woche und lass Deinen Körper sich biochemisch anpassen. Du fühlst Dich muskulär vielleicht bereits nach ein, zwei Tagen wieder fit, aber Du hast jetzt ja gesehen, dass die Leistungsfähigkeit noch von anderen Faktoren abhängt, die etwas länger brauchen und die man nicht so einfach „fühlen" kann wie die Muskeln.

Wenn Du die Trainingseinheiten dann allerdings ein paar Wochen gleichbleibend durchführt hast und sich Dein Körper an die Belastung gewöhnt hat, kannst Du Stück für Stück Deine Belastung erhöhen. Denn – wie Deine Muskeln – passt sich auch Dein zentrales Nervensystem und Dein Immunsystem der Belastung an.

Wenn Du diese Belastungsschwelle dann wiederum ein Stückchen weiter erhöhen möchtest, sodass Dein gesamter Körper samt Systemen noch besser funktioniert, musst Du nach einer gewissen Zeit (so etwa vier Wochen) Deine Belastungsgrenze wieder einmal ein klein wenig erhöhen. Die Betonung liegt hierbei auf „ein klein wenig". Denk dran: Das Ganze ist ein Marathon und kein Sprint.

Systemhacks, um trotzdem schnellstmöglich voranzukommen

Abseits von Anabolika gibt es natürlich trotzdem den einen oder anderen Trick, um nicht immer drei bis vier Tage bis zur nächsten

Trainingseinheit warten zu müssen. Denn eines habe ich in diesem Zuge zuletzt noch nicht erwähnt.

Die Regenerationszeiten beziehen sich hauptsächlich auf die belastete Muskelgruppe (bis auf die generelle Belastung auf den Körper und das zentrale Nervensystem natürlich, aber diese Belastung ist manchmal gar nicht so nennenswert).

Vor allem sind die zuvor genannten Regenerationszeiten:

1) Die Regel für Anfänger.
2) Basierend darauf, dass man zum Beispiel ein Ganzkörpertraining absolviert.

Wenn man die einzelnen Muskelgruppen nun separiert, kann man natürlich ohne Bedenken drei bis vier Mal pro Woche trainieren. Auch wenn ich Anfängern trotzdem empfehlen würde, erst einmal mit Ganzkörpertraining zu starten, um den Körper Kraft zu verleihen, indem er sich an eine Ganzkörperbelastung gewöhnt.

Aber am Ende des Tages ist es immer nur eine Frage der Intensität. Ich habe schon reine Bizepstrainings mit Klienten absolviert, nach denen sie sich übergeben haben.

Wenn Du allerdings drei bis vier Mal pro Woche trainieren willst, empfehle ich Dir einen der „Splittrainingspläne", die ich Kapitel 12 bereits angeführt habe.

So kannst Du ganz entspannt sich eine Muskelgruppe vollends regenerieren lassen und am nächsten Tag die nächste attackieren.

Ein weiterer Hack sind Nahrungsergänzungsmittel wie Glutamin oder auch Ingwer, Kurkuma und alles, was den Stoffwechsel in gewisser Weise anregt wie Kaffee, grüner Tee, Mate Tee (aber dazu auch mehr in meinem Sixpack-Guide).

Hier ein kurzer Exkurs zu Glutamin:

Glutamin ist eine natürliche Aminosäure, die im Blutkreislauf und im Muskelgewebe vorkommt und dem Körper hilft, sich nach langen Perioden intensiven Trainings schneller zu erholen. Glutamin stärkt nicht nur das Immunsystem, sondern fungiert auch als eine Art Nahrung für die Muskeln.

Daher ist Glutamin nicht nur Bodybuildern und Kraftsportlern zu empfehlen. Kraftsportler nehmen Glutamin gerne als Sportnahrung und Nahrungsergänzungsmittel ein.

Unser Körper verwendet diese Aminosäuren hauptsächlich, um die Muskelmasse aufrechtzuerhalten, den Blutzuckerspiegel zu kontrollieren und die geistige Funktion zu verbessern. Glutamin kann in zwei Formen vorliegen: als freie Aminosäure namens Glutamin und als peptidgebundenes Glutamin, das in speziellen Proteinergänzungen verwendet wird. Glutaminergänzungen, die während einer Trainingseinheit der Ernährung hinzugefügt werden, dienen auch als Ergänzung zur Proteinsynthese.

Glutamin wird auch benötigt, um die ordnungsgemäße Funktion des Immunsystems aufrechtzuerhalten. Wenn unser Körper nicht über genügend Glutamin verfügt, kann dies dazu führen, dass der Körper Muskelmasse zerstört, was wiederum zu einem erhöhten Muskelabbau und einer erhöhten Erholungszeit führt. Glutaminpräparate verhindern dies und fördern gleichzeitig die Zellhydratation und die körpereigene Produktion von Wachstumshormonen.

Wie viel Glutamin wird empfohlen? Eine ausgewogene Ernährung liefert durchschnittlich sechs bis neun Gramm Glutamin pro Tag, aber das ist nicht genug für aktive Menschen, sodass empfohlen wird so 15-20 Gramm pro Tag zu sich zu nehmen.

Einige Studien deuten darauf hin, dass Glutamin auch zur Verbesserung der mentalen Funktion beiträgt, da es unserem Körper auf natürliche Weise hilft, Stickstoff zum Gehirn und zum Nervensystem zu transportieren. Die Verwendung von Glutaminpräparaten wird im Allgemeinen nicht als schädlich oder unnötig angesehen, da unser Körper ohnehin eine tägliche Zufuhr von Glutamin benötigt. Eine Erhöhung der Glutaminaufnahme kann nur geringfügige Nebenwirkungen wie Durchfall verursachen, aber die meisten Menschen können ohne Probleme mit überschüssigem Glutamin umgehen.

Wie wichtig ist Glutamin für das Skelettmuskelwachstum?

Es ist bekannt, dass unser Körper in Stresssituationen Glutamin aus unseren Muskeln zieht, was eine geschwächte Immunität fördert und plötzliche Veränderungen des Blutzuckerspiegels verhindert.

Dies ist einer der Gründe, warum viele Sportler Glutaminpräparate und Nahrungsergänzungsmittel zu ihrer täglichen Ernährung hinzufügen, um ihre Muskeln in guter Form zu halten. Bei exzessiver Bewegung oder Sport trägt Glutamin dazu bei, dass nachfolgende Muskelschmerzen nicht zu stark werden und schneller verschwinden. Einige der Hauptvorteile von Glutamin sind:

- Glutamin verbessert die Funktion des Immunsystems.
- Erhöht den Wachstumshormonspiegel.
- Hilft, die Muskelmasse zu erhalten.
- Verhindert Katabolismus (Muskelzerstörung).
- Fördert den Heilungsprozess nach Verletzungen.

Glutamin-Ergänzungen können Deiner täglichen Ernährung in Form von Tabletten oder Pulvern hinzugefügt werden. Die Dosierung wird normalerweise in mehrere separate Portionen über den Tag verteilt, und Glutamin wird eingenommen, bevor das Training absolviert wird.

Glutamin ist neben Kreatin eines der beliebtesten muskelaufbauenden Supplements.

Für wen ist Glutamin geeignet?

Glutamin ist besonders bei Sportlern beliebt, da es die allgemeine Muskelmasse stärken und in bestimmten Situationen Muskelschwund verhindern kann. Glutamin ist in vielen Lebensmitteln wie Geflügel, Milchprodukten und Eiern enthalten, wird aber dennoch oft als

Nahrungsergänzungsmittel zugesetzt. Bodybuilder zum Beispiel kombinieren Glutamin mit einer Vielzahl anderer Aminosäuren und Proteine, um die bestmöglichen Ergebnisse zu erzielen. Glutamin hilft in erster Linie beim Muskelaufbau. Daher eignet es sich besonders für aktive Menschen und solche, die auf eine gesunde Ernährung achten.

An dieser Stelle möchte noch einmal darauf hinweisen, dass es sich um ein NahrungsERGÄNZUNGSmittel handelt, also nicht die ausgewogene Nahrungsaufnahme als solche ersetzt. Der Großteil des Glutamins sollte also aus Lebensmitteln kommen. Hier eine Übersicht von eucell.de

Lebensmittel	**Glutaminsäure-Gehalt – angegeben in mg – pro 100 g Lebensmittel**
Austern	1.580
Hummer	2.730
Scholle	2.860
Heilbutt	3.010
Alaska Seelachs	3.020
Sardinen	3.040
Dorsch	3.130
Makrele	3.170
Seezunge	3.170

Lebensmittel	Glutaminsäure-Gehalt – angegeben in mg – pro 100 g Lebensmittel
Karpfen	3.190
Nordseegarnelen	3.250
Forelle	3.330
Rotbarsch	3.330
Thunfisch	3.520
Kaviar, echt (Stör Kaviar)	3.700
Gans	2.340
Schweineleber	2.770
Schweinebauch, geräuchert	3.540
Brathuhn	3.690
Schweinefilet	3.910
Rinderfilet	4.000
Schweinefleisch, Kasseler	4.120

Lebensmittel	**Glutaminsäure-Gehalt – angegeben in mg – pro 100 g Lebensmittel**
Roastbeef	4.230
Schweinehackfleisch	4.410
Kochschinken	4.420
Rhabarber	48
Bambussprossen	240
Meerrettich	246
Sellerie	283
Tomaten	337
Porree	386
Petersilie	400
Kartoffeln	460
Reis, poliert	1.580
Cornflakes, ungesüßt	1.860

Lebensmittel	Glutaminsäure-Gehalt – angegeben in mg – pro 100 g Lebensmittel
Roggenbrot	1.920
Roggenvollkornbrot	2.100
Hirse	2.240
Weizenvollkornbrot	2.380
Zwieback	3.040
Haferflocken	3.080
Weißbrot	3.150
Weizenmehl, Type 405	3.660
Weizenmehl, Type 1050	4.270
Nudeln	4.490
Dinkelmehl	5.170
Erbsen	990
Limabohnen	3.330

Lebensmittel	Glutaminsäure-Gehalt – angegeben in mg – pro 100 g Lebensmittel
Linsen	4.490
Sojabohnen	6.490
Buttermilch	680
Vollmilch, 3,5 % Fett	750
Joghurt, 3,5 % Fett	760
Hühnerei	1.810
Frischkäse, 50 % Fett	2.500
Camembert, 50 % F. i. Tr.	4.500
Brie, 50 % F. i. Tr.	4.650
Appenzeller, 50 % F. i. Tr.	5.530
Tilsiter, 45 % F. i. Tr.	5.880
Edamer, 40 % F. i. Tr.	6.150
Gouda, 45 % F. i. Tr.	6.280

Lebensmittel	Glutaminsäure-Gehalt – angegeben in mg – pro 100 g Lebensmittel
Walnüsse	3.137
Erdnüsse	5.630

Damit kannst Du Deine Regeneration etwas beschleunigen und verbessern.

Je besser Du Dich erholst, desto schneller bist Du wieder einsatzbereit. So kannst Du in kürzerer Zeit mit guten Fortschritten rechnen. Dabei geht es nicht alleine um die Dauer der Erholung, sondern um die Qualität. Um das Beste aus ihr herauszuholen, solltest Du Dir folgende Biohacks merken:

1. Kreatineinnahme

Kreatin ist zusammen mit Sport durch seine leistungssteigernden Eigenschaften schon seit längerer Zeit bekannt.

Als eines der an dem besten erforschten Nahrungsergänzungen auf dem Markt hat es zusätzlich zum Kraftsport durch neuere Studien sogar noch Anzeichen dafür geliefert, als Gehirndoping zu nützen und für Ausdauersport sinnvoll zu sein. Kreatin zusammen mit Cardio wird mit einer besseren Erholung und schnelleren Regeneration verbunden.

Auch zusammen mit einem Krafttraining gibt es starke Anhaltspunkte dafür, dass Kreatin die Erholung beschleunigen kann, weil es eine rasche Wiederauffüllung der Energiespeicher bewirkt. Dabei wird eine Einnahme von drei bis fünf Gramm Kreatin pro Tag empfohlen.

Viele kennen Kreatin vor allem als Nahrungsergänzungsmittel, doch ist es ein lebenswichtiger Stoff, der in dem Körper normal vorkommt. Du findest ihn in Muskel- und Nervenzellen als Energiespeicher und kannst ihn jedoch auch über die Nahrung aufnehmen. Da Kreatin fast exklusiv in Fleisch- und Fischprodukten vorkommt, kann es zusammen mit einer pflanzenbasierten Ernährungsweise eine Herausforderung sein, auf die ausreichende Menge zu kommen. Doch auch Personen, die nicht auf Fleisch und Fisch verzichten, können Schwierigkeiten bekommen, auf mindestens drei Gramm zu kommen. Ein Pfund rohes Rindfleisch oder Lachs enthält ungefähr ein bis zwei Gramm Kreatin.

Weil Kreatin unabhängig von der schnelleren Erholung noch weitere positive Effekte aufweist, lohnt sich eine weitere Einnahme in vielen Fällen.

2. Massagen und Blackroll

Massagen schneiden zweifelsfrei am besten ab, sobald es um Erholung geht. Da jedoch eine zu intensive Einwirkung von außen auf die beanspruchte Muskulatur schädigend wirken kann, ist es sinnvoll, eher mäßig massiert zu werden oder selbst zu massieren.

Alternative zu der Körpermassage: Blackroll

Statt eine Körpermassage zu vereinbaren, kannst du ohne großen finanziellen Aufwand auf einen Foam Roller zurückgreifen, auch Blackroll genannt. Damit massierst Du dann vor allem das beanspruchte und ggf. „verklebte" Fasziengewebe. Zusätzlich werden der Benutzung einer Blackroll weitere positive Eigenschaften zugesprochen, welche sich von Person zu Person unterscheiden können. Dazu gehören zusammen mit anderem lieber Agilität und ein insgesamt besseres Körpergefühl. Wenn Du Dich für ein Cool Down mit Blackroll entscheidest, behalte im Auge nicht zu tiefgehend zu „rollen". Da manchmal ein Aderlass nicht ausgeschlossen werden kann, lohnt sich ein langsames Herantasten.

3. Sauna und Infrarot

In Bezug auf Erholung ist Entropie ein absoluter Profi-Tipp. Kälte kann hingegen die Erholung auch verlangsamen. Durch die durchblutungsfördernde Wirkung der Entropie fruchtet insbesondere ein

Besuch direkt nach dem Workout mit einer erhöhten Erholung. Wie wär`s mit einer eigenen Schwitzstube? Falls saunieren Dir auf lange Sicht zu zeit- und kostenintensiv ist, kannst Du sogar in eine Wärmekabine oder Heimsauna investieren. Da die Schwitzstube obendrein der regenerationssteigernden Wirkung mit weiteren positiven Aspekten auf die Gesundheit assoziiert wird, kann sich eine Aneignung nachhaltig lohnen. Wenn Du noch zu den Sauna Anfängern gehörst, kannst du es mit einer Infrarotkabine probieren. Es ist schonender und für Ungeübte besser verträglich.

Es eignen sich allerdings auch warme Bäder für eine nahezu vergleichbare durchblutungsfördernde Wirkung, falls Dir das mit der Sauna zu aufwendig erscheint.

4. Aktive Erholung

Aktiv zu regenerieren bedeutet, den Körper mit leichten Einheiten zu „in Schwung zu bringen", aufgrund dessen die Durchblutung gefördert wird. Die erhöhte Blutzirkulation führt zu der besseren Sauerstoff- und Nährstoffverteilung. Wenn Dich die Trainingsmotivation gepackt hat und Du sogar hinter einem intensiven Workout nicht zum Erliegen kommen möchtest, kannst Du zumindest so auf leichte Körperertüchtigung zurückgreifen. Moderates Joggen und Schwimmen sind dafür eine gute Wahl. So machen es ja beispielsweise auch Fußballprofis. Das bezeichnet man dann als das sogenannte „Auslaufen".

Auch ein kleiner Spaziergang in der Natur kann aus mehreren Gesichtspunkten massiv zur Erholung beitragen, da Du an der frischen Luft bist, Dich bewegst und die ätherischen Öle aus der Pflanzenwelt ihr Bestes dazu beitragen.

5. Ein entspannter Geist entspannt auch gleich den Körper mit

Damit Du noch schneller wieder belastbar bist, ist eine mentale Erholung ebenso mächtig wie eine körperliche. Alles, was Dich bewusst von nervlicher Belastung befreit, wird sich bestätigend auf Deinen Selbstheilungsprozess auswirken.

Es gibt viele Methoden, um die alltägliche oder persönliche nervliche Belastung wirkungsvoll zu regulieren. Wirksamer als einmal zweiwöchige Ferien alle paar Monate sind tägliche Erholungsphasen. So wartest Du nicht erst so lange, bis sich zu viel angehäuft hat, sondern schaffst dir gleichmäßig kleine Momente mit einem Gefühl der Befreiung.

6. Atemübungen und autogenes Training

Die Lenkung deiner Achtsamkeit auf den Körper ist ein wesentlicher Bestandteil, den die Entspannungsmethoden ausmachen. Und Du kannst bereits mit leichten Übungen starten. Beginne mit bewussten Atemübungen und autogenem Training, indem Du Dich an einen ruhigen Platz begibst, wo Du nicht so einfach gestört werden kannst und schließe einfach Deine Augen.

Konzentriere Dich auf das Einatmen durch die Nase in den Bauchraum, halte den Atem kurz an und atme dann kontrolliert durch den Mund aus. Wiederhole das Ganze so lange, bis Du Dich merklich ruhiger fühlst.

Körper und Geist stehen in unmittelbarer Wechselwirkung. Das habe ich besonders in stressigen Prüfungsphasen gemerkt, indem mein Körper sich einfach nicht so schnell erholt hat. Es hat einfach einen Tag länger gebraucht, bis ich wieder voller Kraft und Tatendrang war. Deshalb ist essenziell, dass Du auch auf einen möglichst stressfreien Alltag achtest. Dafür eignen sich die zuvor beschriebenen Methoden sehr gut.

Du hast nun alles notwendige zu „Pausen“ bzw. Regenerationsphasen gelesen. Das beschreibt alles allerdings nur sinnvolle (!) wirklich notwendige Pausen. Das ist also das Optimalszenario für die Regeneration.

Ob Du dennoch etwas „gebeutelt“ bist oder leidest steht auf einem anderen Blatt. Selbst mit sinnvollen, perfekt geplanten Pausen wirst Du vermutlich etwas leiden.

Ich weiß noch damals, als ich mit meinem Trainingspartner Christian manchmal zwei Tage hintereinander trainiert habe. Gezeichnet vom vorherigen Trainingstag, stieg ich morgens in sein Auto und mir blickten ebenso müde Augen entgegen, wie ich selbst von mir zehn Minuten früher vorm Spiegel wahrgenommen hatte ...

„Naaaaaa, bereit?“, fragte ich ihn. „Haste so richtig Bock?“

Zurück kam nur ein Grummeln und wir fuhren los.

Wir wussten nämlich beide, dass wir gerade unsere Komfortzone verließen. Diesen Bereich, wo alles so weit in Ordnung und „normal“ ist.

Hätten wir jetzt pausiert, wären wir langfristig auf dem gleichen Leistungsniveau geblieben. Doch wir haben unseren Körper GENAU DANN weiter gefordert.

Das sind manchmal die Breakthrough-Momente, die einen von einem gleichbleibenden Leistungsplateau auf das nächste Leistungslevel heben.

„Wenn Du alles wie bisher machst, wirst Du auch die gleichen Ergebnisse wie bisher bekommen“, ist dabei das Motto.

Natürlich muss ich dazusagen, dass wir so weit fit waren! Uns ging es gut. Bis auf den Umstand, etwas gebeutelt zu sein. Und mal ehrlich: Wann bist Du das letzte Mal richtig fit aufgewacht?

Ich weiß nicht, ob es daran liegt, dass ich so viel arbeite und sportlich ziemlich aktiv bin, aber von 30 Tagen gibt es vielleicht mal zwei Tage oder so, an denen ich voller Energie und Tatendrang aufstehe. Allerdings habe ich festgestellt, dass das für das Training nichts heißen muss.

Manchmal ist dann mein Training sogar etwas schlechter, weil ich mich nicht hochkämpfen muss. Ganz im Gegenteil: Gefühlt fällt meine Leistung und Motivation erst einmal bei der ersten Übung ab, weil ich ja kurz zuvor ganz gut drauf war.

Wenn ich allerdings etwas gebeutelt ins Training starte, starte ich mit einer anderen Energie. Vielleicht kennst Du das .... So eine Art „Kämpfer-Energie“, mich durchzukämpfen. Das motiviert mich dann ungemein.

So im Sinne von: Wenn es nicht leicht ist, fange ich an zu kämpfen und dann geht es erst richtig los!

Biochemisch betrachtet ist das ja auch nachvollziehbar, bedenkt man, dass dann vermutlich vermehrt Adrenalin ausgeschüttet wird, wie David Goggins in seinem Buch „Can´t hurt me" ebenfalls erklärte. Als Ex-Navy-SEAL kann er mehrere Lieder davon singen, wie es ist, seine Leistungsgrenzen zu sprengen.

So lief er beispielsweise recht unvorbereitet einen 100 Meilen Marathon!

Er erkannte dabei, dass es einen Punkt gibt, wo man denkt, es geht nicht mehr ... wenn man diesen Punkt jedoch „durchbricht", setzt der Körper neue Energien frei. Muss er ja auch. Nutzt ja nichts.

Wenn Du Dich also mal etwas schlapp und lustlos fühlst, denke daran: „Es ist ganz normal!". Wenn es Dir sonst gut geht, mach genau jetzt weiter!

Es ist im Prinzip, wie die eine Extra-Wiederholung zu machen, die man sonst nicht gemacht hat. Dadurch MUSS sich der Körper anpassen und wächst. No Pain No Gain.

Leiden ist okay, Aufgeben never.

Kapitel 15: Muskeln haben weitere Vorteile

Ich weiß zwar nicht genau, warum Du wirklich Muskeln aufbauen möchtest, aber ein Vorteil scheint so kontraintuitiv, dass ihn viele gar nicht auf dem Schirm haben, vor allem Frauen nicht.

Viele Frauen denken heutzutage leider immer noch, dass sie Fett verlieren würden, indem sie einfach möglichst wenig essen und viel Ausdauersport machen. Am Ende sind sie dann zwar schlank, aber auch eher „skinny fat". Also nicht wirklich gestrafft, sondern einfach nur abgemagert und nicht wirklich kräftig.

Dabei geht es durchaus einfacher ...

Wer überschüssiges Körperfett loswerden will, der kommt an Sport nicht vorbei. Aber was ist denn die beste Sportart, um nachhaltig Fett zu verbrennen? Oft höre ich Leute sagen: Warum soll ich denn ein Kraft- und Muskelaufbautraining machen, wenn ich einfach nur Fett verbrennen will. Reicht es da nicht, wenn ich nur ein paar Mal die Woche Joggen gehe? Und die Antwort lautet: Nein. Besonders Frauen scheuen sich oft davor, mit schweren Gewichten zu trainieren, weil sie Angst haben, irgendwann wie eine russische Kugelstoßerin auszusehen. Diese Angst ist aber völlig unbegründet.

Warum auch Frauen auf keinen Fall auf Krafttraining verzichten sollten und warum Krafttraining zu den effektivsten Möglichkeiten zählt, um Fett zu verbrennen, erkläre ich Dir jetzt nachfolgend.

Stell dir einfach mal folgende Situation vor: Du siehst zwei Autos nebeneinander an der Ampel stehen. Einen Porsche und daneben einen VW Golf. Wer von den beiden verbrennt mehr und schneller Benzin? Der Porsche oder der VW Golf? Was meinst Du? Das ist, glaube ich, nicht so schwer zu erraten. Es ist natürlich der Porsche. Er verbrennt schneller und mehr Benzin, sogar wenn er nur im Leerlauf an der Ampel steht.

Und woran liegt das? Weil der Porsche viel mehr PS unter der Motorhaube hat als der VW Golf.

Wenn wir dieses Beispiel jetzt auf unseren Körper beziehen, dann sind die PS die Muskeln und das Benzin sind die Kalorien. Wenn wir jemanden haben, der sehr wenig trainierte und ausgeprägte Muskulatur hat und einen, der mehr hat ... Wer von den beiden verbrennt dann mehr und schneller Kalorien? Der mit wenig Muskulatur oder der mit mehr Muskulatur? Was meinst Du? Es ist natürlich wieder sehr einfach zu erraten. Es ist der, der mehr Muskulatur hat, also der mit mehr PS unter der Haube. Und deswegen solltest Du Deinen Körper auch tunen, damit Du auch einen leistungsstarken "Motor" hast, der viel Kalorien verbrennt. Denn je mehr Muskulatur du aufbaust, desto höher ist auch Dein Grundumsatz.

Was ist der Grundumsatz? Der Grundumsatz ist die Energiemenge, die der Körper auch im Ruhezustand benötigt, also auch wenn er sich nicht bewegt. Wenn Du z. B. sitzt, liegst oder schläfst, denn da verbrennt Dein Körper auch Kalorien. Denn die Grundfunktionen wie z. B. der Herzschlag, die Atmung oder die Verdauung müssen ja ständig aufrecht erhalten werden mit Energie. Und auch aufgebaute Muskeln benötigen ständig Energie, denn Muskeln sind das größte Verbrennungsorgan des Körpers. Sie sind wie Kraftwerke. Und je mehr Kraftwerke Du hast, desto mehr Energie wird natürlich auch benötigt, um diese Kraftwerke Tag und Nacht zu betreiben.

Ein gängiger Fitness-Irrtum lautet, dass man nur beim Training einen erhöhten Kalorienumsatz erzielt. Aber wie schon gesagt, verbrennt unsere Muskulatur auch im Ruhezustand Energie. Und das ist eben das Tolle daran, wenn Du mehr Muskeln hast. Du verbrennst Fett rund um die Uhr, sogar im Schlaf. Das sind alles positive Effekte aus einem Krafttraining. Aus dem Tuning deiner Muskulatur.

Natürlich ist es auch wichtig, ein regelmäßiges Ausdauertraining zu machen. Denn regelmäßiges Ausdauertraining regt den Stoffwechsel an. Das wirkt sich auch darauf aus, wie schnell Dein Körper Nahrung verarbeitet und wie er die Nahrung qualitativ verwertet. Es ist also eine

Kombination aus Krafttraining und Ausdauertraining. Wobei das Krafttraining in der Gewichtung viel höher ist als das Ausdauertraining. Denn Du möchtest ja nachhaltig Fett verbrennen und das habe ich Dir ja anhand des Autobeispiels erklärt, dass die Muskulatur dabei eine wichtige Rolle spielt. Und dass Du eben auch im Ruhezustand dadurch wesentlich mehr Fett verbrennen wirst. Und dann wirst Du auch keine Probleme mit dem Jo-Jo-Effekt haben.

Denn viele fangen eine Diät an, ohne sich zu bewegen und ohne Muskeln aufzubauen, und nehmen dann zwar ab, aber der Stoffwechsel wird dadurch verlangsamt. Und sobald die Leute dann wieder anfangen "normal" zu essen, kommt das ganze verlorene Gewicht wieder auf die Hüften, weil der Stoffwechsel immer noch langsam und dadurch das Fett nicht so schnell abgebaut wird. Und genau das wollen wir vermeiden. Und deswegen liest Du ja auch dieses Buch, damit sich Dein Stoffwechsel erhöht, Dein Grundumsatz erhöht und Du nachhaltig schlank und fit bist. Starte jetzt mit dem Training und ich wünsche Dir viel Spaß dabei.

Kapitel 16: Zehn weitere Tipps, um fit und vital zu bleiben

Weniger essen mit Pfefferminz-Bonbons

Menschen, die über den Tag verteilt alle zwei Stunden den Duft von Pfefferminze einatmen, essen allein dadurch pro Woche 2.800 Kalorien weniger. Das Aroma steigert die Empfindlichkeit der Geruchs- und Geschmackszellen. Denn das einzigartige Pfefferminz-Aroma verringert automatisch die Lust auf Naschereien oder Essen. Der Geschmack passt weder zu süßen, pikanten oder sauren Speisen. Wenn man also Pfefferminzgeschmack im Mund hat, verzichtet man lieber auf Pizza, Torte oder andere Sünden, weil es nicht mehr schmeckt. Aber achte darauf, nicht zu viele Bonbons zu lutschen. Am besten geeignet sind zuckerfreie Minzbonbons.

1. Vermeide Weißmehl-Produkte

Weißmehl, Weißbrot, Nudeln aus Weißmehl, Kekse aus Weißmehl etc. sind völlig frei von Vitaminen und auch annähernd frei von Mineralstoffen. Gleichzeitig sind sie recht energiereich, also kalorienreich. Daher spricht man in diesem Zusammenhang von leeren Kalorien. Sie füllen unseren Bauch, ohne uns die so dringend benötigten Mikronährstoffe zu liefern.

Außerdem sorgen Weißmehl-Produkte für einen schnellen Anstieg des Blutzuckerspiegels und den damit einhergehenden Gefahren, die von Übergewicht bis hin zu Diabetes reichen. Mehrere Studien belegen außerdem, dass ein erhöhter Weißmehl-Verzehr auch zu erhöhtem Krebsrisiko führen kann. Hinzu kommt, dass die Verdauung von Weißmehl-Produkten dem Körper zusätzlich Vitamine und Mineralstoffe, vor allem Kalzium und Vitamin B1, entzieht. Daher solltest Du lieber auf Vollkornprodukte zurückgreifen.

2. Trinke grünen Tee

Grüner Tee gehört zu den gesündesten Getränken, die es gibt. Er ist angereichert mit Antioxidantien und Pflanzenstoffen, die viele gesundheitsfördernde Wirkungen haben. Aber grüner Tee ist nicht nur gesund, er kann dir auch bei der Fettverbrennung helfen. Es gibt inzwischen zahlreiche Studien, die den positiven Effekt von grünem Tee auf den Stoffwechsel, den Grundumsatz und die Fettaufnahme belegen. Das Deutsche Institut für Ernährungsforschung in Potsdam hat gezeigt, dass Mäuse, die den beigemengten Grüntee-Extrakt im Futter erhielten, nach einigen Wochen ein deutlich geringeres Körpergewicht aufwiesen als nicht behandelte Mäuse. Der grüne Tee kann beim Abnehmen als unterstützende Maßnahme genutzt werden. Vor allem die Fettverbrennung wird durch ihn optimiert.

3. Vitamin D hilft beim Abnehmen

Vitamin D hat Einfluss auf das Körpergewicht. Fehlt Vitamin D, dann wird leichter Fett eingelagert und die Gewichtsabnahme fällt schwer. Ein Vitamin-D-Mangel könnte außerdem Hungergefühle verstärken und die Fettverbrennung behindern. Die Behebung eines Vitamin-D-Mangels kann eine Diät zur Gewichtsreduktion deutlich unterstützen. Das fand eine Studie aus Kalifornien heraus, die bei Frauen zwischen 16 und 22 sowohl den Vitamin-D-Gehalt als auch die Fettverteilung in den Muskeln überprüfte. Die Frauen, die ausreichend mit Vitamin D versorgt waren, hatten einen deutlich niedrigeren Fettanteil in den Muskeln als diejenigen mit Vitamin D-Mangel. Streng genommen ist Vitamin D nur ein Provitamin, also eine Vorstufe von Hormonen, die unseren Stoffwechsel regulieren. Unser Körper kann aus Cholesterol 90 Prozent unseres Bedarfs decken. Dafür müssen wir uns nur in die Sonne stellen, denn Cholesterin kann unter UV-Strahlung Vitamin D produzieren. Drei Mal 15 Minuten Sonnenbad pro Woche reichen schon. Nur zehn Prozent können wir durch die Nahrung aufnehmen. Die besten Vitamin-D-Quellen in der Nahrung bestehen aus fettreichem Fisch (Vitamin D ist ein fettlösliches Vitamin), wie z. B. Kabeljau, Thunfisch, Makrele und Lachs. Für Vegetarier und Veganer kommen allerhöchstens Pilze infrage, besonders jene, die UV-Licht ausgesetzt waren (also keine Zuchtpilze, die meist in Dunkelheit gezogen werden). Etwa zehn Mikrogramm täglich sollten wir durch unsere Nahrung aufnehmen. Geringe Mengen sind auch in Eiern, Käse, Milch und Champignons enthalten.

4. Iss jeden Tag ein Stück dunkle Schokolade

Bitterschokolade hat positive Auswirkungen auf die Gesundheit.

In der Schokolade finden sich spezielle Antioxidantien. Diese Antioxidantien sind es auch, die einer wissenschaftlichen Studie aus den USA zufolge dabei helfen können, Übergewicht und Diabetes Typ 2 zu bekämpfen und beiden Problemen vorzubeugen. Dunkle Schokolade liefert jedoch noch zahlreiche andere wertvolle Stoffe mit hervorragender Wirkung auf die Gesundheit. Ernährungswissenschaftler aus Potsdam konnten belegen, dass Schokolade mit einem hohen Kakaoanteil (mind. 70 Prozent) in Maßen gesundheitsfördernd ist. Wer regelmäßig dunkle Schokolade isst, senkt demnach das Risiko, einen Herzinfarkt oder Schlaganfall zu erleiden. Die im European Heart Journal veröffentlichte Studie bestätigt, dass ein kleines Stück Bitterschokolade den Blutzuckerspiegel senkt und bei der Vermeidung von Herzkrankheiten helfen kann. Die positiven Auswirkungen der Bitterschokolade werden übrigens auf sekundäre Pflanzenstoffe des Kakaos, sogenannte Flavanole, zurückgeführt. Es gilt jedoch, auf die Menge des Schokoladenkonsums zu achten. Wer im Übereifer zu viel Schokolade isst, schadet seinem Körper. Das empfohlene Maß liegt hier bei sieben Gramm pro Tag.

5. Iss mehr Brokkoli

Brokkoli ist eines der beliebtesten Gemüsesorten, liefert enorme Energie und verhindert viele Krebsarten. Brokkoli ist ein wahrer Helfer bei Verdauungsstörungen, Entzündungen und ein Stärker des Immunsystems. Seine großen Blütenköpfe sprießen auf einzelnen Zweigen und bilden die Form eines kleinen grünen Baumes. Wird Brokkoli regelmäßig verzehrt, kann sich im Körper die Vitamin- und Mineralstoffaufnahme anderer Lebensmittel maximieren, allergische Reaktionen verhindert und sogar der Cholesterinspiegel gesenkt werden. Ob roh, gekocht oder gedünstet, jede einzelne Verzehr-Variante vom Brokkoli bringt seine Vorteile. So erhöht das gelegentliche Dünsten die

Cholesterin-senkenden Eigenschaften vom Brokkoli, wogegen der rohe Verzehr eine allgemein engere Nährstoffdichte liefert.

Die grünen Blätter strotzen nur so vor Vitaminen und Mineralstoffen. Brokkoli enthält neben knochenstärkendem Kalzium und Selen zum Zellschutz viel Eisen für das Blut. Jede Menge Vitamin C sorgt darüber hinaus für eine gut funktionierende Immunabwehr gegen Erkältungen und andere Infektionen. Doch das ist längst nicht alles, was Brokkoli dem Körper schenkt: Die enthaltenen sekundären Pflanzenstoffe wirken Entzündungen und Krebs entgegen. Für die Schutzwirkung gegenüber Tumoren machen Forscher vor allem den Stoff Sulforaphan verantwortlich. Die Substanz bremst das Krebswachstum und kann Tumorzellen sogar abtöten, indem es den programmierten Zelltod auslöst, die sogenannte Apoptose.

6. Weniger Bauchfett mit Blaubeeren

Die kleinen blauen Beeren zeichnet aus, dass sie besonders reich an Vitamin C und E sind und Gerbstoffe enthalten, die sowohl Entzündungen hemmen als auch Durchfall entgegenwirken. Bei Untersuchungen der Universität Michigan hat sich zudem herausgestellt, dass 200 Gramm Blaubeeren täglich den Bauchumfang reduzieren. Grund soll ein großer Schatz an gesundheitsfördernden Pflanzenstoffen (Polyphenolen) sein.

Versuchsleiter Mitchell Seymour: "Die Beeren aktivieren eine Gruppe von Genen, die dem Körper befehlen: Fett und Zucker verbrennen!"

7. Kaue Dein Essen

Unsere Mütter haben es uns damals immer eingebläut: Kind, schling nicht so und kau Dein Essen! Und unsere Mutter hatte recht. Denn wer schnell isst, hat häufiger mit Übergewicht zu kämpfen. Wer sich dagegen Zeit für seine Mahlzeiten nimmt, kann sein Gewicht besser kontrollieren. Wer schneller isst, nimmt in der Regel auch größere Portionen zu sich. Dies zumindest belegen zahlreiche Untersuchungen mit Kindern und Erwachsenen. Das Hauptproblem: Viele Schnell-Esser fühlen sich nach der hastig heruntergeschlungenen Mahlzeit noch nicht wirklich satt, füllen den Teller also noch einmal. Und ohne es zu merken, haben sie am Ende mehr gegessen. Eine aktuelle Studie der University of Rhode Island in Kingston zeigt, dass langsame Esser mehr genießen, besser satt werden und weniger Kalorien im Rahmen einer Mahlzeit aufnehmen.

Die Ergebnisse der amerikanischen Studie sind eindeutig: Schnellesser nehmen mehr Nahrung auf als Langsamesser. Die Wissenschaftler haben das in einer Gruppe von 30 Frauen getestet. Alle Studienteilnehmerinnen nahmen ein Frühstück mit 400 kcal zu sich und aßen danach vier Stunden lang nichts. Anschließend bekamen sie die Testmahlzeit bestehend aus einer Portion Nudeln mit Tomaten-Gemüse-Soße und Parmesan.

Die Hälfte der Frauen hatte die Anweisung, ihre Mahlzeit so schnell wie möglich – bis zur Sättigung - mit einem großen Löffel zu verzehren. Die andere Hälfte sollte sich Zeit lassen, mit einem kleinen Löffel essen und jeden Bissen 15- bis 20-mal kauen. Das Ergebnis: Die Schnellesser beendeten Ihre Mahlzeit nach neun Minuten und nahmen im Durchschnitt 646 kcal auf. Die Langsamesser aßen 29 Minuten und die Kalorienaufnahme betrug im Schnitt 579 kcal. Zudem fühlten sich die Frauen, die sich beim Essen Zeit gelassen hatten, besser gesättigt und wohler.

Iss deshalb langsam und bewusst und kaue Bissen für Bissen. Wenn Du zwischendurch das Besteck ablegst, isst Du automatisch langsamer.

8. Eine Handvoll Nüsse am Tag

Wer regelmäßig Nüsse knabbert, tut seiner Gesundheit was richtig Gutes. Nüsse haben zwar einen sehr hohen Fettgehalt, der je nach Nusssorte zwischen 35 bis 70 liegt. Ernährungswissenschaftler schätzen aber den hohen Anteil ungesättigter und mehrfach ungesättigter Fettsäuren, die sich positiv auf die Gesundheit auswirken.

Wer regelmäßig Nüsse verzehrt, senkt sowohl das "schädliche" LDL-Cholesterin im Blut als auch sein Gesamtcholesterin. Nüsse mindern dadurch nachweislich das Risiko für Herz-Kreislauf-Erkrankungen. Der hohe Gehalt an Vitaminen und Mineralstoffen wirkt sich positiv auf Gehirn und Nervensystem aus. Außerdem helfen Nüsse sogar beim Abnehmen, wenn sie in Maßen verzehrt werden.

Forscher der Maastricht-University haben den Zusammenhang zwischen Krankheiten und Nüssen in einer Studie untersucht. 120.000 Niederländer im Alter zwischen 55 bis 69 Jahren wurden zu ihrer Ernährungs- und Lebensweise befragt. Zehn Jahre später untersuchten sie die Teilnehmer erneut. Das Ergebnis:

Bei den moderaten Nuss-Essern sank das Sterberisiko um 23 %.

Das Risiko für Krankheiten, die das Nervensystem betreffen, sank um 45 %.

Die Gefahr für Atemwegserkrankungen verringerte sich um 39 %.

Das Risiko, Diabetes zu bekommen, fiel um 30 %.

Schon eine Handvoll Nüsse täglich, also ca. 10 bis 15 Gramm reichen aus, um einen positiven Effekt auf die Gesundheit zu erkennen.

9. Zimt gegen den Heißhunger

Bei Zimt denken wir sofort an leckeres Gebäck zur Weihnachtszeit. Zimt sollten wir jedoch besonders wegen seiner gesundheitlichen Wirkung, nicht nur zur Weihnachtszeit genießen sondern ganzjährig.

Denn Zimt gehört zu den effektivsten Blutzuckersenkern überhaupt. Durch die regelmäßige Einnahme von Zimt kann der Blutzucker deutlich gesenkt werden. Unkontrollierbare Heißhunger-Attacken sind besonders schlimme Dickmacher. Aber mit Zimt bekommst Du die in Zukunft besser in den Griff.

Ein Pflanzenstoff aus der Zimtrinde wirkt im Körper ähnlich wie Insulin, stabilisiert den Blutzuckerspiegel und verhindert Heißhunger-Attacken. Du kannst beispielsweise Deinen Tee oder Kaffee mit Zimt würzen. Ebenso gut macht sich eine Prise Zimt im morgendlichen Müsli oder im Joghurt. Ein halber Teelöffel reicht schon aus.

Abschließende wichtige Worte und Danksagung

„Bodybuilding ist wie jeder andere Sport auch. Um erfolgreich zu sein, musst Du Dich zu 100 % Deinem Training, Deiner Ernährung und Deinem Geist widmen."

– Arnold Schwarzenegger (Bodybuilder, Schauspieler, u.v.m.)

Herzlichen Glückwunsch, lieber Leser!

Wir sind nun gemeinsam einen langen Weg gegangen, aber ich bin mir sicher, dass Du viele neue Dinge auf Deinem Weg zu Deinem Traumkörper mitnehmen konntest.

Du wirst sicherlich merken, dass dieses Buch kein 08/15-Ratgeber ist, sondern ich mich sichtlich bemüht habe, Dich mit hinter den Vorhang der Fitnessindustrie zu nehmen.

Ich habe mich bemüht, Dir nicht nur die Fische vorzusetzen, die Du haben möchtest. Stattdessen habe ich Dir beigebracht, wie Du Dein eigenes Fischernetz knüpfen kannst, sodass Du so viele Fische fangen kannst, wie Du möchtest.

Du hast gelernt, wie Muskeln funktionieren, wachsen und wieso sie manchmal nicht wachsen wollen. Du hast Ernährungsbasics erfahren, um Deinen Muskeln den richtigen Treibstoff zu geben. Damit werden sie aufgehen wie ein Brot durch die Hefe.

Weiter hast Du etwas gelernt, was fast keiner in der Form erfahren wird. Du hast hier nämlich nicht bloß Problemlösungen erhalten. Du hast keine vorgefertigten Anleitungen bekommen, mit denen angeblich jeder in drei Tagen zehn Kilo Muskelmasse auf- und fünf Kilo Fett verlieren kann.

Stattdessen habe ich Dir nähergebracht, wie Du ganz individuell Dein Training gestalten und um ein Vielfaches verbessern kannst!

Doch eines muss ich zum Training noch loswerden und betonen, weil es ebenso wichtig ist.

Du hast nun die Werkzeuge an der Hand, Deinen Traumkörper zu erschaffen. Doch wie eine Adonis-Statue eben Zeit benötigt, um erschaffen zu werden, brauchst Du sie auch.

Es wird womöglich Monate oder Jahre dauern, aber das ist nicht schlimm. Denn Du musst nun nicht mehr fünf Mal die Woche zum Training hasten und Dich zwei Stunden oder mehr abmühen, in der Hoffnung, dass der Ratgeber seine Versprechungen hält.

Ein paar regelmäßige Einheiten mit den Tipps, die ich in jahrelanger Erfahrung sammeln konnte, sowie eine gute Ernährung reichen vollkommen. Alles, was dann nur noch fehlt, ist Geduld.

Daher solltest Du das Buch öfter einmal zur Hand nehmen und die Kapitel erneut lesen. Denn es ist ziemlich unwahrscheinlich, dass Du nach einmaligem Lesen alles verstanden hast und umsetzen wirst.

Vieles wirst Du jetzt vielleicht schon wieder vergessen haben, was aber extrem wichtig sein kann.

Ob etwas wichtig ist oder nicht, entscheide nämlich nicht ich, sondern Du. Und zwar aufgrund Deiner Erfahrungen. Wenn Du nämlich merkst, dass ein Tipp extrem gut funktioniert, stufst Du ihn als wichtig ein.

Doch woher sollst Du dann wissen, welche Tipps wichtig waren, wenn Du ein paar schon wieder vergessen hast und somit gar nicht umsetzen kannst?

Deshalb solltest Du das Buch öfter zur Hand nehmen, eventuell noch einmal querlesen oder einzelne Kapitel erneut lesen, damit alles in Fleisch und Blut übergeht, was ich an Dich weitergegeben habe.

Ich wünsche Dir auf jeden Fall viel Spaß dabei. Denn so anstrengend und langwierig es auch klingt, ist es gar nicht. Du wirst merken, dass die Zeit rasend schnell vorbeigeht und Du Muskeln aufbaust, wie Du sie schon immer an Deinem Körper haben wolltest.

Und wer weiß, vielleicht schreibst Du irgendwann auch mal ein Buch und teilst Deine Erfahrungen mit anderen, damit sie dann davon lernen können.

Ich würde mich riesig darüber freuen, wenn ich Dich derart inspirieren konnte. Doch über eine Sache würde ich mich genauso freuen.

Denn ich gebe mir Mühe, dieses Buch ständig und stetig zu verbessern, um den Leuten wie Dir noch mehr helfen zu können. Dadurch kamst Du zum Beispiel in den Genuss der beiden Bonus-Kapitel am Ende!

Ebenso möchte ich, dass dieses Buch möglichst viele Menschen erreicht, damit auch sie ihren Traum von einem muskulösen Körper verwirklichen können.

Um diese beiden Anliegen zu erreichen, ist es mir wichtig, dass Du mir eine E-Mail mit Verbesserungsvorschlägen schreibst, während Du gleichzeitig bitte das Buch auf Amazon mit fünf Sternen bewertest und rezensierst, warum Dir das Buch gefallen hat.

Dadurch wird es dann nämlich mehr Leuten vorgeschlagen und kann mehr Leuten helfen. Du trägst also erheblich dazu bei, dass nicht nur Du endlich Deinen Traumkörper erreichst, sondern sie auch!

Am besten machst Du das direkt jetzt, ehe Du weiterliest, damit Du das nicht vergisst. Darüber würde ich mich riesig freuen!

Als allerletztes habe ich noch eine besondere Empfehlung für Dich. Es war zunächst zwar eine Menge Geld für mich. Aber ich habe mir gedacht, dass ich entweder mein Geld sinnlos beim Feiern vertrinken oder in mich investieren kann! Und so habe auch ich mich überwunden, um mein Training auf das nächste Level zu bringen.

Denn selbst die erfolgreichsten Leute haben Trainer, obwohl sie unglaublich viel Ahnung von dem Sport haben. Cristiano Ronaldo, Phil

Heath, Dirk Nowitzki und noch unglaublich viele weitere Sportler haben Trainer. Also wieso nicht die Ratschläge von wem anders einholen?

Ich muss sagen, dass es die Ersparnisse von ein paar Wochen Feiern echt wert ist!

Ich würde Dir empfehlen, es Dir jetzt sofort anzuschauen. Ich weiß nicht, wie lange es noch online sein wird. Denn ich habe gehört, dass viele andere aus der Fitnessindustrie nicht wollen, dass jemand ein so erfolgreiches Programm online hat.

Du weißt ja, jeder will irgendwie seinen Profit aus der Fitnessindustrie ziehen. Und das geht ja nicht mehr, wenn den Leuten perfekt geholfen wurde.

Auch ich begebe mich in gefährliche Gewässer, aber solange ich Dir helfen konnte, war es das wert! Ich denke nämlich, dass dieses Programm ziemlich gut Dein hier gelerntes Wissen vertieft und erweitert. Deshalb wollte ich Dir das nicht verheimlichen und vorenthalten.

Vielen Dank, dass Du mit mir diesen Weg zu Deinem Traumkörper gehen möchtest. Vielen Dank für Deine Zeit, Deine Geduld und vor allem Deinen Mut.

Ich wünsche Dir nur das Beste, deswegen habe Geduld und bleibe weiterhin am Ball,

Dein Ben

Individuelle Beratungen unter: Kontakt.Benjamin.Melzer@gmail.com

Über eine positive Bewertung würden wir uns sehr freuen, scanne dazu einfach den folgenden QR-Code:

Haftungsausschluss

Der Inhalt dieses Buchs wurde mit großer Sorgfalt geprüft und erstellt. Für die Vollständigkeit, Richtigkeit und Aktualität der Inhalte kann jedoch keine Garantie oder Gewähr übernommen werden.

Der Inhalt dieses Buchs repräsentieren die persönliche Erfahrung und Meinung des Autors und dient nur dem Unterhaltungszweck. Der Inhalt sollte nicht mit medizinischer Hilfe verwechselt werden.

Es wird keine juristische Verantwortung oder Haftung für Schäden übernommen, die durch kontraproduktive Ausübung oder durch Fehler des Lesers entstehen. Es kann auch keine Garantie für Erfolg übernommen werden. Der Autor übernimmt daher keine Verantwortung für das Nicht-Erreichen der im Buch beschriebenen Ziele.

Dieses Buchs enthält Links zu anderen Webseiten. Auf den Inhalt dieser Webseiten haben wir keinen Einfluss. Deshalb kann auf diesen Inhalt auch keine Gewähr übernommen werden. Die verlinkten Seiten wurden zum Zeitpunkt der Verlinkung auf mögliche Rechtsverstöße überprüft. Für die Inhalte der verlinkten Seiten ist aber der jeweilige Anbieter oder Betreiber der Seiten verantwortlich. Rechtswidrige Inhalte konnten zum Zeitpunkt der Verlinkung nicht festgestellt werden.

Impressum

Deutschsprachige Erstausgabe Juni 2022

c/o Ucount Media UG (haftungsbeschränkt)
Imprint: Buchfaktur Verlag
Nils Schneider – Herderstr. 87 – 50935 Köln

Covergestaltung: Wolkenart - Marie-Katharina Becker,
www.wolkenart.com
Bildmaterial ©Shutterstock.com
Buchfaktur Verlag
1. Auflage
ISBN: 978-3-949157-98-1
Druck durch Amazon

Printed by Amazon Italia Logistica S.r.l.
Torrazza Piemonte (TO), Italy

70854004R00087